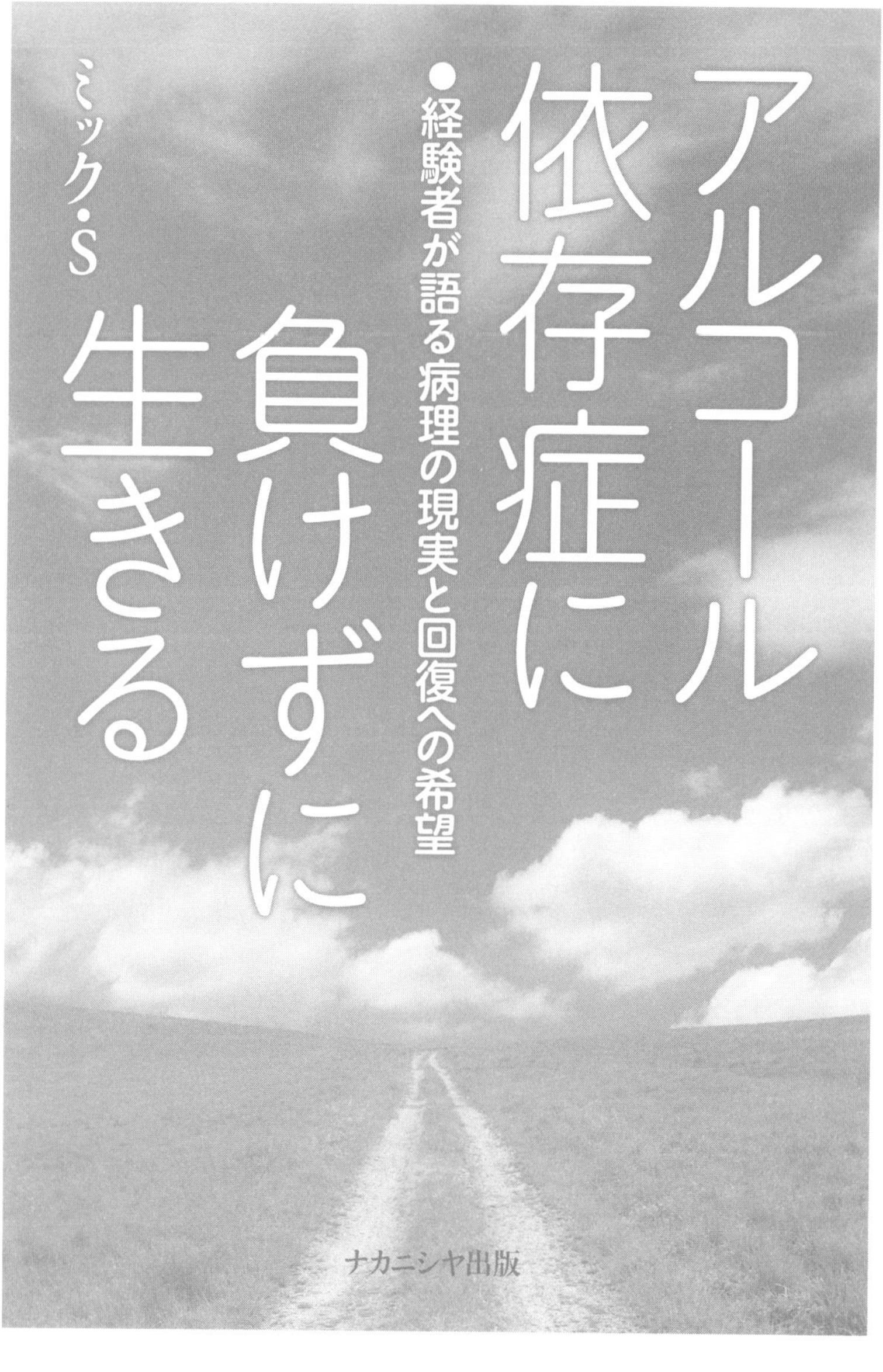
アルコール依存症に
負けずに生きる
●経験者が語る病理の現実と回復への希望
ミック・S
ナカニシヤ出版

まえがき

あなたはアルコール依存症者のことをどう思っているだろうか。

自分自身がそうだとか、周囲の誰かがそうだと思ったことがあるだろうか。アルコール依存症者は酒を極端に好む人なのだろうか。自分のことしか考えない無責任な人、意志の弱いだらしのない人、それとも何らかの劣等感や精神的な問題を抱えている人なのだろうか。

実はアルコール依存症者は、好き好んで節度のない飲酒を繰り返しているのではない。

アルコール依存症は身体だけでなく、家庭生活、人間関係、仕事、精神状態、それらすべてを壊す。依存症者は、飲酒で辛い感情が緩和されることで、飲酒は自分のためになっていると思い込んでしまうが、緩和されるのはごくわずかの時間であって、実際には、その飲酒により生活状態も精神状態もいっそう悪くなる。依存症者はこの悪循環にはまりこんでいる。アルコール依存症は病気なのだ。

私も若いころその悪循環にはまったことがある。数年をかけて勉強し続けてきたのに、思い描いていた人生の計画がアルコールの影響ですべて崩れかけた。多くの人と関係が疎遠になり、未来に対する希望も無くなり、毎日の生活が恐怖に支配されていた。しかし、私の人生はそれで終わるものではなかった。

最近私は六十八歳となり、某大学を定年退職した。退職を迎えたとき、母国オーストラリアを離れて四十九年、来日からは四十二年が経過していた。

退職をきっかけに強く意識するようになったことがある。それは、普通なら人生を台無しにしてしまうはずの病気を抱えているのに、キャリアを全うできたということである（そう、今もって私はその病気を抱えている。私の病はいまだ進行中なのだ。病気が治癒したわけではない。この事実については本書の中で詳しく述べる）。私の父親も同じ病気を抱えていたが、彼は仕事、家族との関係、そして最終的に生命そのものを奪われた。私は父親と同じ轍《てつ》を決して踏まないと強く心に決めていたが、その宿命から逃れようとして選んだ道が、逆に同じ病気にかかるきっかけを作ってしまい、私もどん底の状態を経験することとなった。二十歳代半ばのころは、充実したキャリアや人並みの生活を送ることができるとは到底期待できなかったが、人生の中で偶然重なったいくつかの条件により、幸いにも私は若くしてその病気から——治癒したわけではなくとも——立ち直り、新たな人生を始めることができた。

二十五歳のころ、資格を取り終え就職は確定していたものの、仕事自体はまだ始めていなかった時期に、私は自分の生活の中で起きている数多くの困難の共通の原因は飲酒であり、依存症になっていることに気づいた。それから酒を飲まない生活に取り組み始めたが、すぐに自分が一生飲まないという自信を持てたわけではない。実際に飲まないでいられるのか、いられるとしても、自分の人生は良くなるのか、結局わからなかった。だが、今になって振り返ってみると、アルコール依存症者である私が、ずっと酒を飲まず、飲みたいとの思いにもとらわれず、自分にとって満足のいくキャリアと生活を手にして、退職することができたのである。アルコール依存症になったとしても、必ずしも人生が破壊されるわけではない。自分の人生がこのことを証明しているように思った。自分のアルコール依存症の経験と理解をまとめることはかなり前から考えていたが、退職を契機としてその気持ちがいっそう強まった。

私は、酒をやめてから数か月後に来日し、日本語学習の期間を経て一九七五年に勤務先である東京都内の某市に引っ越したが、それは飲酒をやめて三年目のころだった。多くの人と接する仕事に携わる中で、アルコール依存症に対する理解を広めたいとの思いもあったし、私が酒を飲まない理由を周囲の人に知ってもらっていたほうが、禁酒を維持しやすいだろうとも考えた。そういうわけで飲酒問題の経歴を隠すことなく、特に身近な人たちにはためらうことなく伝えていた。

当時は、アルコール依存症への理解が今ほどは得られていなかったし、今でさえ、普通に世間話の中で打ち明けられるようなことではないだろう。いきなり自分が「アル中だ」と言えば驚かれることもしばしばで、アル中だから酒をやめたと説明した際に、「アル中になるほどお酒が好きならば、どうしてやめたんですか」と不思議そうに尋ねる人もいた。最初にそう尋ねられたときは、とても驚いて、アルコール依存症者が抱えるみじめさがわからないのかとも思ったが、考えてみれば、アルコール依存症にまったく縁のない人にとっては、ごく当たり前の疑問なのだと気づいた。依存症者が何を感じ、どう考えているかは本人でさえよくわかっていないのだから、経験のない人にすぐに理解してもらおうというのは無理な話だろう。

その当時、私は、以前の不安、混乱、葛藤、孤立、恐怖に満ちた人生ではなく、人並みの人生を送ることが可能だと感じ始めていて、大きな解放感や、喜びさえあり、自分の飲酒や回復の話が湧くように口から出ていた。多くの人は、そうした話に接するのは初めてでも、快く受け入れ、関心を持って聞いてくれた。次第に気兼ねなく飲酒について話し合うことのできる人間関係もできて、私も安心して自分の体験を話すようになり、飲酒時代の失敗談にみんなが違和感を覚えることなく笑ってくれるようにもなった。

依存症に関する誤解は多い。また依存症は、それを経験した人にしか理解できないともよく言われる。しかし、それまでアルコール依存症者と接したことがない人たちと友人関係を結ぶうちに、彼らも、経験者と同等とは言えなくとも、こちらの説明の仕方によっては理解をかなり深めてくれることに気づいた。どのように説明すれば依存症について共感をもって理解してもらえるかが、徐々にわかってきた。そうした中で、本書の執筆への意欲が芽生えてきたのである。

できるだけ多くの依存症経験者が、自身の経験について語ることが望ましいとの思いもある。それは一つには、依存症に対する正しい理解を促進するためであり、いま一つは、自覚せず依存症を抱えている人たちが他者の経験や語りに接することで、自分の状態との共通点に気づき、自覚を促される可能性があるからである。

また、依存症に若いときから向き合うことには利点がきわめて多く、早期に立ち直ることへの可能性が大きく開かれることは、私自身の経験が示している。その面からも、私の経験は参考になると思う。さらに、私と同じく依存症者の子どもとして育った人たち、あるいは現に育っている人たちにも示唆を与えることができるように思う。

こうした思いは以前から胸に秘めていたが、退職を迎えたことで、自分は依存症から解放された人生を謳歌しているのだという実感が、より現実のものとして湧いてきたのである。

こうしたことを強く意識していたころ、以前住んでいた東京都内の某市に一週間ほど滞在し、旧知の友人三名から次々と相談を受けた。相談を求めてきた三人は私の依存症歴をよく知っている人たちである。三人とも、家族の依存症に対する心配を抱えていた。ただし、その内容はアルコールではなく、いずれもネットやゲームへの依存である。三人のうち二人は夫が、一人は息子がネットやゲーム依存症ではないかと心配していた。そして三人とも、私から聞いていたアルコール依存症の話と自分の家族が抱える依存との間には、類似点があることを認識していた。

ネットやゲーム依存に関する相談を受けるまでは、私自身の経験をアルコール依存症に悩んでいる人たち以外に向けて発信しようとは思っていなかったが、三名の友人の相談を受けて、アルコール以外の依存症者やその家族、周囲の人たちにとっても、私の経験が参考になるかもしれないと思った。これが執筆に至ったもう一つの大きな動機である。

本書では、第1章から第5章まではアルコール依存症とそれからの回復、そして周囲の人たちのアルコール依存症者との関わりについて述べる。そして第6章では、第5章までの内容を基にして、ネット依存症やゲーム依存症とアルコール依存症との類似性について述べ、それらの依存症からの回復について私見を述べたい。

さて、本題に入る前に、いくつかの点に関し、読者にご理解いただきたい。

●提供できるものとできないもの

私は、アルコール依存症に関して専門的に勉強してきたわけではない。心理学に関しては、四十年以上前にいくつかの講座を受けてはいるが、専攻したことはない。医学を学んだこともない。したがって、それらの領域において、専門知識を持ち合わせてはいない。

しかし、自らの経験はある。それに、回復を維持することに強い願望を持っているため、アルコール依存症についての研究動向を確認してきているし、ＡＡというアルコール依存症者の自助団体において四十五年間にわたり回復を目指す仲間と多くの交流を続けてきた経験もある（「ＡＡ」とは、「アルコホーリクス・アノニマス（Alcoholics Anonymous）」の頭文字であり、それが本書で「ＡＡ」と略している団体の正式名称である）。

本書では、研究や調査に基づく事柄を述べるわけではない。むしろ、本書の基底にあるのは、アルコール依存症とそこからの回復の経験、そして四十五年にわたるＡＡとのつながりの経験である。四十五年の間に、成功例と失敗例をたくさん見てきたし、アルコール依存症とそれからの回復に関するＡＡの理解や、ＡＡの仲間たちが共有する常識を身をもって学んできている。本書の目的は、そうした経験、理解、常識を読者に伝えることである。それがアルコール依存症者とその家族だけでなく、他の依存症への対応の参考になればと思っている。

●本書とＡＡとの関係

ここで、もう一つ断わっておかなければならないことがある。

ＡＡという自助団体はある程度組織化されているし、アルコール依存症への理解、回復のための生き方などを解説する書籍を発行してもいる。しかしその公式文献以外に、ＡＡは外部に対して代表を立ててはいない。私自身もまた、決してそのような存在ではない。したがって、本書において、ＡＡの回復プログラムやＡＡの常識について述べていることは、あくまでも私個人の理解と経験に過ぎない。ＡＡにつながりを持ち、四十年以上酒を飲まずに過ごしてきたし、やめるために苦労したというよりは、かなり楽にやめることができたということから、少なくとも一人のアルコール依存症者が立ち直るために有効な理解だということは保証できる。しかし、本書において述べることは、あくまでも個人的な経験と理解であって、ＡＡの立場を代表するものではない。

実際、私は四十五年よりはるか前に、ＡＡの存在を知り関心を持っていた。私はオーストラリア生まれで、小さな農村で育ち、父親はアルコール依存症者だった。一九五〇年代初めにＡＡという自助団体の活動がその地方にも広まり、小学校高学年のころそれを知った。アルコール依存症は身体の病気だとする説の存在もそのときに初めて知り、父親の飲酒を理解するためにそれに関する情報を集めるようになった。

当時、新聞や雑誌にもアルコール依存症やＡＡに関する記事が時には載るようになってきており、それを見つけるたびに熟読した。アルコール依存症者の家族のための「アラノン」や、アルコール依存症者の子どものための「アラティーン」といったＡＡの姉妹団体である自助団体の存在も知った。当時住んでいた田舎町までは、そうした団体の活動は広まっていなかったので加わることこそできなかったが、それらにも深い関心を持ち、関連資料も集めた。

このように、私はすでに子どものころから、アルコール依存症に関し多くの予備知識を得ていたし、ＡＡにすでに関心を持っていた。それにもかかわらず、アルコール依存症になるのを回避できなかったことを読者は不思議に思うかもしれない。しかし、頭が良かったのか悪かったのか、実際に飲酒を始めると、アルコール依存症に関するある程度の知識を持っていたため、その特徴だとされるような飲み方を意図的に避けることで、逆に自分が依存症になっていないという理屈を常に作り上げることができ、少なくとも一時的には、それが飲酒の問題に向き合わないための手段になってしまった。ただし、最終的には、予備知識があったことは決して損ではなかった。病気の進行の早い段階で回復できたのは、その予備知識のおかげだったことは間違いない。

●本名を伏せる理由

さて、読者に断わっておきたい重要なことがもう一つある。それは、筆者の氏名についてである。「ミック」とは正式の名前ではなく、子どものときから呼ばれてきた愛称であり、Sは姓の頭文字である。どうしてこう記すのか。それはAAの伝統に関係する。AAには会則というものはない。それに一番近いものとしては、「十二の伝統」というものがある。しかし、これらの伝統が守られなくても何ら罰則のようなものがあるわけではないから、会則にはならない。AAの基本テキストである『アルコホーリクス・アノニマス』で述べられているように、これらの伝統は「どれも規則や法律のような拘束力を持ってはいないが、メンバーから広く受け入れられ」たものである（xxiv頁。以下、同書からの引用は頁数のみ示す）。会則ではないが、自分自身が酒への依存からの回復を維持するため、他のアルコール依存症者の回復に貢献するため、そして回復を得たことに対する感謝の気持ちのために、ほとんどのAAの仲間はこれらの伝統を重視しており、厳密に守っている。

この十二の伝統には長短二つのバージョンがあるが、どちらのバージョンも、第十一と第十二の伝統において、氏名公表に関して述べている。両方のバージョンをここに掲載する。

【第十一・第十二伝統の短いバージョン】

十一　私たちの広報活動は、宣伝よりもひきつける魅力に基づくものであり、活字、電波、映像の分野では、私たちはつねに個人名を伏せる必要がある。

十二　無名であることは、私たちの伝統全体の霊的な基礎である。それは各個人よりも原理を優先すべきことを、つねに私たちに思い起こさせるものである。（二五九頁）

【第十一・第十二伝統の長いバージョン】

十一　私たちの広報活動の特徴は、個人名を伏せた無名性にある。AAはセンセーショナルな宣伝を避けるべきだと考える。AAメンバーとして名前や写真を、電波、映像、活字にのせるべきではない。私たちの広報活動は宣伝ではなく、ひきつける魅力に基づくべきである。AAのことを自画自賛する必要は少しもない。AAの友人たちに推奨してもらうほうがよいと私たちは考える。

十二　最後に、アルコホーリクス・アノニマスの私たちは、無名であることには霊的にはかり知れない重要性があると信じている。それは個人よりも原理が優先していること、本物の謙遜が実行されなくてはならないことを、いつも私たちの心にとどめてくれる。それは、私たちが受けた偉大な恵みに決して甘んじることなく、私たちすべての者を導く神への感謝の思いのうちに、永遠に生きるためである。（二六四－二六五頁。AAの文献においてこのような宗教的表現が使用されることについては第四章で述べる。AAは宗教団体ではないし、信仰や信念を前提としていない）

●無名性の意義

本名を伏せるという伝統は、現在では、初期のＡＡとはかなり異なった理由で受け継がれている。つまり、その伝統には、新たな意義が発見されてきたのである。

アルコール依存症者が一般社会から病人として理解されず単なる酔っぱらいとして罵られていたＡＡ初期には、立ち直ろうとする人たちは、自分がアルコール依存症者であることを知られるのをひたすら恐れていた。そのため、ＡＡ設立の当初から、特に新しく加わろうとする人には、アルコール依存症者であることが外部に漏らされないという保証を与えることが重要だった。それが無名性の本来の理由だった。

しかし、次第にそれとは別に、無名性において、いくつかの新たな意義が認識されるようになった。その一つに、名前を公表したものに対し、助けを求める人たちが殺到するという懸念があった。それは特に、一九三九年にＡＡの基本テキストである『アルコホーリクス・アノニマス』が発行されることになり、実際にＡＡに連絡を取ろうとする人が急増すると予想されていたころに認識された問題である。『アルコホーリクス・アノニマス』には次のように記されている。

現在のところ、私たちが個人名を名乗らず、無名でいることが必要なのは、私たちはまだごく少人数であり、本書の発行の結果、個人的な問い合わせが殺到すると、対応しきれないからだ。私たちのほとんどはビジネスマンや専門分野の職についていて、そういうことになったら本職のほうがおろそかになりかねない。私たちのアルコホリズム（引用者注：アルコール依存症）との取り組みは、あくまでも副業の範囲であることをご理解いただきたい。（xvii頁）

つまり、ＡＡにおける無名性は、ＡＡ活動と私生活との間に一線を画す方法ともなり、ＡＡメンバーの回復を助ける手段だったのである。

しかし、まったく異なるもう一つの理由が次第に意識されるようになり、無名性がますます重要視されるようになった。

●思い上がりの回避

ＡＡの発足当初から、依存症に対する羞恥心とは逆に、ＡＡにつながることによって飲酒をやめたばかりの人がＡＡの宣伝屋になってしまうという事象も見られた。自分自身の回復を固めていないままで、新しく見つけた生き方に過剰な自信を持ち、ＡＡによる回復を広く宣伝したくなって、場合によっては押し付けがましく人びとに話し、時にはメディアに出るようにすらなったのである。ＡＡのある文献が述べているように、「ＡＡメンバーからＡＡの見せびらかし屋へとすり変ったのである」（『12のステップと12の伝統』、二五二頁）。実は、自分の飲酒歴に関して平気で人に話す私自身にはその傾向があったような感じもする。私もＡＡの伝統によって行き過ぎから守られたのかもしれない。

そのような人たちのやり方は拒絶反応を引き起こすものとなったが、それ以上に、そういったことをする人が再び酒を飲むようになってしまうこともあった。ＡＡの宣伝屋のようになり、メディアに取り上げられ、ＡＡのメンバーとして知られるようになった人が飲酒に戻ってしまったら、ＡＡ自体の信憑性に影響を及ぼす心配すらあった。

さらに、そうした宣伝屋になることと再飲酒の間に、一種の因果関係があるとも考えられるようになった。自分がＡＡを通じてアルコールに支配された生活から立ち直っていることが一般に知られると、確かに、アルコール依存症の過去を持つ者として欠陥人間として蔑まれる可能性はあるが、まったく逆の可能性もある。つまり、アルコール依存症という大きな問題を克服した人間として尊敬を受けるということである。宣伝屋のように振る舞う人たちは、それによって一種の名声を得るが、名声は往々にしてうぬぼれにつながりやすい。そして、うぬぼれは、立ち直っているアルコール依存症者には、危険なものである。「俺のような偉い人間が酒が飲めないなどという欠点を持っているはずがない。もう治っているはずだ。もう飲めるはずだ」という思いにつながりやすいのである。そうして飲酒に戻り、再びアルコール依存症の罠にはまってしまうのである。

ＡＡに入っていることを隠したいと思っているメンバーが大多数だが、逆にそれを見せびらかしたいと思っているメンバーもいる。ＡＡにはそうした状況に対応する必要があった。そこで、ＡＡは、メディアなど公の場で自分がＡＡのメンバーであることを公表しないこと、ＡＡのことやアルコール依存症に対する理解を公の場で紹介する際には本名を伏せるという方針を採択した。

ＡＡのメンバーであることを職業上の条件で常に伏せる必要がある人もいる。また、現在も、ＡＡにつながる人は、回復の早い段階においてはたいてい、自分がアルコール依存症者であることを大変恥じている。そうした人のために、ＡＡに入っていることが外部に漏れないことの保証が重要になる。本名を伏せる伝統はその助けとなる。

本名を伏せるのは、何よりも本人の回復を助けることを目的としている。伝統の言う「活字、電波、映像の分野で……個人名を伏せる」ことの精神は、アルコール依存症からの回復を名声を得る手段にしないことにある。それは、名声→うぬぼれ→再飲酒という現象を回避するために重要なのである。

●無名性と私生活

なお、伝統が言っているのはあくまでも「名前や写真を、電波、映像、活字にのせるべきではない」ということであって、家族、親戚付き合い、職場や社会での付き合いにおいて、自らのアルコール依存症とそこからの回復についてどのように話すかは、完全にメンバー一人ひとりに任せられている。私自身は職場の同僚と友人にためらいなく伝えており、個人的な付き合いにおいて、またアルコール依存症者や他の依存症者の手助けに役立つ、あるいは理解を広めるために役に立つかもしれないと思う場合は、むしろ積極的に話すようにしている。

飲酒時代に私は、飲酒の言い訳として、自分が「社交的な性格」だという理屈を大いに利用した。今ではそれは九割以上口実に過ぎなかったとわかっているが、やはり私には、孤立を好まない傾向があることは事実だと思う。それに、生活の状況や職種により、自分の過去のことを公表しても、あまり問題が生じるようなこともない。そうした意味で、私にとって飲酒歴は話しにくいことではない。飲酒歴に関して、どのような状況でどのような人に話すかは、AAのメンバー一人ひとりが自分自身の気性と置かれている状況（家庭、社会、職場など）に即して決めるものである。本書を手に取るAAの仲間には、私と同じようにしなければならないというプレッシャーを決して感じてほしくない。

●ミック・Sという名前を使う理由

『アルコホーリクス・アノニマス』には、「アルコホリズムについて公に書いたり、話をしたりする場合は、私たちは個人名を伏せ、「アルコホーリクス・アノニマスの一メンバー」とだけ名乗るようにしている」と述べられている（xviii頁）。しかし、その後、私が本書において採用したように、愛称と姓の頭文字を使う習慣が普及した。たとえば創始者は「ビル・W」として知られている。ビルは愛称であり、Wは姓の頭文字である（ただし、日本では、多くのメンバーは、愛称と姓の頭文字ではなく、適切だと思う呼び名を選んでいる）。本書の執筆に当たり、「アルコホーリクス・アノニマスの一メンバー」ではなく「ミック・S」と名乗ることを選んだのは、もし前者を名乗れば、アルコホーリクス・アノニマスを代表する者として勘違いされる懸念があるからである。あくまでも自己の理解と見解を述べていることを明確にするための方法である。

なお、本書を手に取る人で、本名がわかる人もいるかもしれない。その人たちにはメディアなどにおいて個人名を伏せるAAの伝統を尊重してくださるよう重ねてお願い申し上げる次第である。しかしそれは、誰かのために役に立つと思われる場合に伝えることを妨げるものではない。

内容に関連しての問い合わせを歓迎したいと思う。そのためにメールアカウントを作成した。micksaa47@gmail.com まで遠慮なくご連絡いただきたい。

アルコール依存症に負けずに生きる●目次

アルコール依存症に負けずに生きる

——経験者が語る病理の現実と回復への希望——

はじめに

本書の目的は、アルコール依存症とそこからの回復を、経験者の視点から取り上げることである。アルコール依存症の多様な側面を取り上げることになるが、わかりやすくするため、まずはアルコール依存症の概要を説明しておこう。

●アルコール依存症の定義は、最も簡単に言うと、「酒を飲み始めたら自分ではやめることができない」ということである。ただし、節度を持たず、過度に酒を飲む人が全員アルコール依存症だということではない。酒が原因で病を患ったり、飲酒運転でつかまったりするのは、何も依存症者ばかりではない。ある時期において、コントロールを失っているかのように飲んで、その後、飲酒をきちんと管理するようになる人は少なくないだろう。しかし、飲酒のために払っている代価（金銭的な代価だけでなく、健康、家庭、仕事などの領域における代価）が増していきながら節度を欠いた飲み方を継続するならば、あるいは飲酒をコントロールする努力を重ねてもそれが功を奏さないならば、アルコール依存症という病気になっていると判断すべきだろう。

●アルコール依存症は身体の病気である。つまり、飲み始めたらやめることができないことの原因は、その人の身体（さらに言えば、身体における脳という臓器）にある。アルコール依存症者の飲酒は道徳的欠陥、意志の弱さ、精神的な問題などに由来すると従来は考えられてきたが、最も根本的な原因は身体にある。

しかし、だからと言って、精神が一切関係しないということではない。ほとんどの場合、アルコール依存症という病気になるまで飲んでしまう背景には、精神上の理由がある。だが、アルコール依存症という病気になった以上は、つまり脳がアルコールに依存するようになった以上は、コントロール喪失の主要な原因は精神的な問題にあるのではなく、身体にある。なお、脳に直接影響する病気であるからには、依存症によって作り出される精神や思考もある。だから、アルコール依存症への対応においては、身体の病気に対応する（これは飲酒をやめることを意味する）とともに精神的な側面に対応することも欠かせない。とはいえ、根本にあるのは身体の依存であって、これへの十分な対応なしに精神的な問題に対応しようとすれば功を奏しはしない。

●アルコール依存症は治らない病気である。それは、いったんアルコール依存症という病気になった人は、普通の人のようにほどほどに飲めるようには二度とならないということを意味する。ＡＡの基本テキストである『アルコホーリクス・アノニマス』は足をなくした人にたとえて説明する。

なくした足が生えてこないのと同じように、私たちのようなアルコホーリク（引用者注：アルコール依存症者）をふつうに飲めるようにする方法はない。私たちは思いつくかぎりの治療法はみんな試してみた。少しは良くなったように思ったこともあったが、そのあとは必ずもっとひどくなった。アルコホリズムをよく知る医師たちの一致した意見では、アルコホーリクがふつうに飲めるようになることはないという。科学はいつかそれをやり遂げるかもしれないが、まだ実現していない。（四六頁）

●**アルコール依存症は進行性の病気である。**アルコール依存症は、必ず悪化していくものである。それは飲酒の量と頻度が増えることを意味するが、同時に飲酒がアルコール依存症者の意識と人生において占める部分が拡大していくということでもある。飲まないでいることが想像さえできないようになっていき、酒のことが頭から離れなくなり、次第に意識そのものを支配するようになる。一時的には良くなることがあるとしても、長期的には必ず悪くなる。

●**アルコール依存症の行き着くところは、重度の脳疾患による長期入院、死、あるいは刑務所である。**過剰な飲酒は脳をはじめ身体の多くの部分に悪影響し、行動にも影響する。アルコール依存症の結末がどこに至るかは、どういうところが先に影響を受けるかにかかっている。脳が先なら、脳水腫のような病気による入院で一生を終えてしまうことになる。心臓や肝臓などが先なら、死が待っている。また、行動への影響によって大きな犯罪を犯し刑務所行きになるか、事故や場合によっては自殺によって死ぬということになる。アルコール依存症者が飲酒を続ければ、長期入院、刑務所、あるいは死以外の結末はない。

●**回復は可能である。**アルコール依存症そのものは治らない病気なので、節度を持って飲めるようになることはないが、まったく飲まないでいることは可能である。そして、アルコール依存症者が前記の三つの宿命を回避するには、まったく飲まない状態を維持することが唯一の道である。確かに、アルコール依存症は意識そのものに影響する病気であり、それゆえ、自分自身がアルコール依存症になっていることを認識すること、飲酒をやめたいという願望に至ること、そして飲まない生活を維持すること、それらすべてに困難が伴う。しかし、それを達成している人は数多くいる。本書で用いられる「アルコール依存症からの回復」、あるいは「アルコール依存症から立ち直る」という表現は、病気自体の治癒を意味するのではなく、断酒を守り、依存症に支配された人生から解放され、真っ当な生活を取り戻すことを意味している。

身体の病気としてのアルコール依存症の詳細を述べる前に、第1章では、アルコール依存症が生活にどのように表われるかを明確にするため、進行性の側面について述べる。その後、第2章で、身体の病気としてのアルコール依存症を、第3章では依存症者が自己の問題についてどのような意識や認識を持つかを取り上げる。続く第4章では依存症からの回復のことを、第5章では周囲の人たちの対応について述べる。そして第6章では、他の依存症への適応について若干の私見を述べる。

第1章　進行する依存症

アルコール依存症が進行するということは、当然その症状がひどくなっていくということである。アルコール依存症になった人は飲酒を制御できないが、それは、依存症になるまでは常にコントロールできたのに、依存症になって突如コントロールの一切を失ってしまうといったことではなく、次第にそれを失っていくのである。進行速度には個人差があるが、コントロールがある程度は効く場合もあるので、症状が進行していても、本人はまだコントロールができていると思い込んでいることがしばしばある。家族など、周囲の人たちはコントロールできなかったときのことを意識し、本人は、コントロールできたときのことを意識するので、周囲が困り果てているのに本人は大丈夫だと思いこんでいることが多いのである。しかし、アルコール依存症という病気になっているならば、一時的に改善する期間があるとしても、コントロールの喪失が徐々に深刻になるのは必然である。

1　私自身の経験

アルコール依存症がどのように進行するかを示すには、私自身の経験を例にするのが手っ取り早い。私の場合、飲酒していた時代に何度も引っ越しをしたので、各滞在先での状態が比較しやすく、進行過程が明白に見えてくるという利点もある。

私は十八歳から二十五歳まで、ほぼ七年間にわたって飲酒を続けた。それはアルコール依存症者としては短いほうである。最初の飲酒からアルコール依存症になるまでに七年以上かかる人も多くいる。私は、アルコール依存症者になるのが早かったし、おそらく予備知識があったからだと思うが、回復は比較的早かった。ただし、さらに短い飲酒歴で、より若くして立ち直る人も少なくない。

七年間の飲酒歴のうち、最初の四か月はまだ祖国のオーストラリアで生活していた。その後渡米し、アイオワ州に二年、シカゴに一年、ワシントンＤＣに三年を過ごし、最後の半年ぐらいは、またオーストラリアに戻った。ワシントン滞在の三年間は、一年目に一度引っ越しをした。結局、飲酒の七年間で何か所にも滞在したことになるが、それぞれの場所での飲酒には明確な違いがあり、その変化がコントロールの進行的喪失を浮き彫りにしてくれる。

最初の飲酒

最初に酒を飲んだのは十八歳のクリスマスだった。日本なら飲酒が許されない年齢だが、母国オーストラリアでは十八歳から法的に飲酒が認められる。

私は当時、規律のやや厳しいキリスト教系の団体が経営する寮で生活していた。飲酒を禁ずる宗派ではないが、寮では、普段は酒を飲む機会はなかった。しかし、クリスマスディナーという特別なときに、一人一杯ずつほどになる量のビールが瓶のままで食卓に出された。

それまでの思い

さて、その日にビールが食卓に出されるまで、私が飲酒に対してどのような思いを持っていたかをまず述べよう。それまで、私の思考を最も支配していたのは、アルコール依存症者である父親のような人間になってはいけないという思いだった。勉学の道に進むにあたってキリスト教系の寮を選んだことには、宗教が父親のような人間になるのを回避する道になるとの思いが理由の一つとしてあった。一生酒を飲まずにいようとさえ決心していた。オーストラリアの法律は十八歳未満の飲酒を禁止しているが、当時それはあまり守られておらず、友人の多くは十六歳まではすでに飲酒を始めていた。しかし、私はそれを拒んできていた。そのため、ビールが食卓に出された十八歳のクリスマスディナーまで、私は酒を飲んだことがなかったし、ずっと飲まないでいるつもりだった。

無抵抗に飲む

それにもかかわらず、なぜかその日は、何の抵抗も感じずにビールを飲んだ。それまでは、父親のような人間になることへの恐怖から飲まずにきた。しかし、ビールが食卓に出されたその日には、「もう宗教を持っているから父親のようになる心配はない。もう飲んでいい」と無意識のうちに（あるいは、もしかすると意識的に）思うようになっていたのだと思う。それまで保っていた一生飲まないという強い決心は、まったく意識されないまま消えてしまった。

あるだけ飲む

さて、その日は、二十四名いるところで、だいたい一人一杯ずつという大まかな計算でビールが出された。私も他の人たちと同じく一杯を飲んだ。が、やはり飲まない人がいて、ビールが余り、余ったものも私が飲んだ。

結局、四杯飲んだ。コップは決して大きいものではなかったから、量としては多くはない。しかし、ある人から「注意しないと次にはビールを出してもらえなくなるよ」と指摘された。したがって、私が飲み過ぎていると感じた人が少なくとも一人はいた。だがその人でさえ、「問題飲酒」だと考えたわけではない。そして、その人以外には、知る限り私の飲酒に目をとめる人はいなかった。私自身も問題意識は持たなかった。

しかし、後から考えれば、最初の飲酒のときですら、あるだけ飲んだのは事実である。状況は四杯以上の飲酒を許さなかったが、そのような状況でなかったとしたら、どこまで飲んだかわからない。その事実は、最初からコントロールできなかったということを示しているように思う。それまでは一生飲まないつもりでいたにもかかわらず、そのように飲んだのである。何も考えずに飲んだこと、他の人たちより多く飲んだこと、あるだけ飲んだこと、それらに違和感を覚えなかったことは、それまで抱いていた酒に対する拒絶反応を思えば、気づかれずに果たされていた大きな路線変更だった。

帰省の際の飲酒

その後は、翌年の三月上旬まで飲む機会はなかった。しかし、勉強のため渡米することになっていて、出国前に一か月の休暇をもらい、家族と一緒に過ごした。一生飲まないという決心はもはやまったく意識にのぼらず、自分は飲んでもいい人間であり、飲む人間だという意識を持つようになっていた。そうした思いで、何回か父親と飲みに行くこともあった。それが何回だったかの記憶は定かでないが、おそらく、四、五回ぐらいだったろう。ただしその際にも、最後の日を除けば、飲む量は少なく、酒が特別に好きだとも思わず、周囲が飲んでいるならば私も一緒にという程度の気持ちだった。周囲も私のことを酒好きだとは見ていなかったように思う。

ところがその最後の日に、千鳥足になるほど飲んだ。初めて「酔っぱらった」。それまでの自分は、仮に飲んだとしても、父の二の舞を踏んではいけないという思いから、そこまで過度に飲むことは一生ないと考えていた。しかし、そのときにはその意識もどこかへ消え、これまでの生き方を変えているとの意識をまったく持つことなく、酔っぱらっていることが一目でわかるほど飲んだ。最初の飲酒から三か月半後のことだったが、そのような飲み方に違和感を覚えない人間へと、意識することなく変貌《へんぼう》していたのである。

そのとき、どのように考えていたかは記憶にない。これから家族と七年も会わないことになるのだから、そこまで飲むのもそんなにおかしなことではないという思いがあったのかもしれない。自らの飲酒はこれからどうなるのだろうかという不安がかすかによぎったような記憶があるが、むしろ、大人のように飲めるようになって、余計な恐怖感から解放されたという感覚が圧倒的に強かったと思う。

その日から、意識にはある変化が生じた。つまり、酒が好きだとの意識を持ち始めたのである。飲む機会を自分から積極的に求めるほどではなかったが、誘われたら喜んで応じるようになった。父のようになってはいけないとの思いは相変わらず抱いていたが、それが酒をたしなんではいけない理由にはもはやならなかった。

アメリカでの最初の二年間

渡米したのは一九六六年四月で、十九歳になっていた。最初の飲酒からほぼ四か月、最初の酔っぱらった経験から数日が経っていた。酒が好きという意識はあったが、付き合いで飲むだけだとも考えていた。そして米国滞在の最初の二年間は、まさにそのような飲み方をしていた。

既述のとおり、最初の二年間の滞在地はアイオワ州だった。オーストラリアにいるときと同じキリスト教の宗派が経営する寮で生活し、大学で勉強していた。普段は、特別に飲みたいという思いは抱かず、誘われなければ飲まなかった。飲みに行こうかと誘われても、勉強などの理由で行かないこともあり、暇だったら応じるといった程度だった。そういった意味でその二年間には、精神的依存はあまりなかったように思う。飲むときは喜んで飲んだが、普段酒のことを意識することもなかった。

しかし、いったん誘いに応じて飲みに行ってしまうと、まったく異なった状況になる。「もう遅いから帰ろう」と言いだすのは、決して私ではなかった。在籍していた大学は田舎町にあり、飲みに行くのはだいたい車で、人数が多いときには二、三台に分乗して行った（当時は、飲酒運転に関する法律も取り締まりも緩かったから、そのようなことも通用したのだった）。車が二台以上になると、帰りは、早く帰る人たちと遅くまで飲む人たちとに分かれることになる。早く帰る車に私が乗ったことは、一度たりともなかった。また、以前と同じく宗教系の寮ではあったが、ルールが一段と緩くなっていて、寮で飲み会を開くことも時々あった。そうしたときは、遅くなるにつれ、一人また一人と自らの部屋に戻っていき、最後まで残るのは二、三人なのだが、たいてい私は、その最後まで残るメンバーの一人だった。

つまり、その時点でも私は、飲んでいないときに酒のことを意識したり、飲みたいと思ったりすることはなかったにもかかわらず、いったん飲み始めたら、たいていは自分からやめることはなかったのである。その二年間は、飲む頻度はせいぜい年に数回程度で、節度を持って飲めたこともあった。だから、私も周囲も「問題飲酒」というような印象は持たなかったし、酒好きという評判さえなかったと思う。しかし飲むときは、自分からやめようとはせず、仲間がやめるきっかけを作るまで飲み続けていたのである。

なお、誘いに応じて飲みに行くことはあっても、その当時は、自分から他の学生を誘うことはなかった。それは遠慮のようなものがあったからではない。自分からは、飲みに行きたいという思いが生じなかったのである。おそらく、父親のようになってはいけないという思いがまだ働いていて、積極的に飲むということに関して多少なりともためらいがあったのだろう。

宗教への思いの変化

一九六八年六月にアイオワ州の大学を卒業し、九月にシカゴにある大学院に入ったが、その間の夏休みは、私の人生における大きな変化が生じるときとなった。

一九六八年は、アメリカ全体にとって大きな変化の年だった。ベトナム戦争において二月のテト攻勢を機に敗色が濃くなり、四月四日にキング牧師が、六月五日にロバート・ケネディが暗殺され、八月には、シカゴで開催された民主党大会の際にデモ隊と警察との衝突が起こり、アメリカ全土が混乱する一年となった。それまで私は、ベトナム戦争に対しては、戸惑いを感じつつも宗教から得た反共精神が強く、戦争はやむを得ないと考えていたが、その年から戦争に反対する立場を取るようになり、積極的に反戦運動に加わるようになっていた。

そこから、宗教に由来する反共の精神の代わりに、むしろ宗教に対して疑問を抱くようになった。宗教から離れたわけではないが、宗教が偏見と排他的かつ独善的な姿勢を促し、意味のない束縛を課するものに見えるようになり、つながりを保ちながらも、疑問と違和感を持つようにもなった。

酒に対する思い

宗教へのそうした思いの変化と飲酒の増大に因果関係があったのかは、自分でも判断できない。だがその夏から、酒を飲む機会を確かに積極的に求めるようになっていた。酒を飲みたいがために束縛を払おうとして宗教に対し距離を置くようになったのか、それとも宗教的な束縛を疑問視するようになったから自由に飲むようになったのか、飲みたい心が宗教に距離を置く理由になったのか、あるいは、宗教に距離を置いたことが飲みたい心の原因になったのか、いずれが先だったかは判断できない。明白な形ではまだ表われていなかったが、すでに依存症になっていたのだろうから、飲酒自体が原動力となった側面はあったろう。

いずれにしても、その夏休みから飲酒を希求するようになった。そして頻度も量も増えた。シカゴ滞在は一年だけだったが、その間の飲酒は前の二年間の飲酒をはるかに上回るものだった。週二、三回の頻度で、おそらくアイオワ州で飲んだ一年間の量を二、三週間で飲んでいたと思う。

そして、そのころから、私に対する周囲の目が変わり、飲酒について指摘する人はいなかったものの、私の精神状態に懸念を表明する人はいた。自分が「頼りにならない人」に見られているとの察しがついた。

パターンの成立

その翌年、つまり飲酒歴四年目に、ワシントンに移動した。そこで三年間滞在することになったが、今から思えば、ワシントン滞在二、三年目に住んだ家に引っ越してから、飲酒に一種のパターンができたように思う。

ワシントンで私はいっそう反戦運動にのめり込み、それが政治活動や社会活動にとどまらず、社交生活の大きな部分を占めるようになった。寮や大学の仲間に加え反戦運動の仲間との付き合いも始まり、結局飲み仲間も飲む機会も増えた。

仲間と一緒に飲むことは、平均して週に二、三回はあった。そして、そうした飲み会以外にも、夕食前には必ずビールを一杯飲み、夕食後はかならず、二、三時間ぐらいテレビを見ながらずっと飲んでいた。それが普段の飲み方になっていた。

さらに、だいたい三、四か月ごとに、昼ごろから飲み、大量に酒を飲む一週間や十日間があった（そうしたときでも朝からの飲酒だけは避けていた）。そうして飲むと体調が悪くなって体が酒を受け付けなくなる。そうなれば、しばらくは飲まないが、数日間で体調が元に戻るとまた飲み始め、「普段の飲み方」に戻り、そしてまた三、四か月後には痛飲する一週間や十日間を過ごす、そんなことを繰り返すようになっていた。

依存症の特徴を避ける

アルコール依存症についてある程度の予備知識を持ち、依存症者になってはいけないという思いも強く抱いていた私は、朝から飲むことや一人で飲むことがアルコール依存症の特徴だと知っていたから、その二つは極力避けた。飲酒は夕方以降にほぼ限定していたし、他の人と一緒でなければ飲まないことにしてもいた。

ただし、何人かでテレビを見ていて、誰も酒を飲んでいない中で、一番後ろで自分が飲んでいるという状況に対しては、「周りに人がいるのだから、一人で飲んでいるわけじゃない」との理屈をこしらえ、頭の中で自分をごまかしていた。

さらなるコントロールの喪失

ただし、最後の半年ほどを除けば、ワシントン滞在中には、飲酒をコントロールする能力がある程度は残っていた。三、四か月ごとの一週間ないし十日間の痛飲が、勉強や重要な人間関係に悪影響をきたさないよう調整できていたのである。試験期間や特別な責任を果たさなければならない時期と、そうしたひどい飲酒が重なることはなかった。

しかし、最後の半年から、そうした調整ができなくなった。重要な試験に酔っぱらって行き落第したこともあれば、それまで飲む姿を見せていなかった人たちの前で酔っぱらってしまい、暴れるのではないかという不安を与えてしまったこともあった。酔っているのが非常識であるような場で酔うことすらあった。

2　もう一人の例

私の飲酒歴には明白な進行が見られるが、回復が割合に早かったので、絶望的な結末までの進行例にはならない。ＡＡの共同創始者の一人も私と同じく、飲酒時代に引っ越しが数回あって、各滞在先での飲酒の違いに明白な進行を見ることができる。彼の体験談は『アルコホーリクス・アノニマス』に掲載されている。私はある程度予備知識に恵まれていたが、彼が生きていた時代には、当然そのような予備知識を得ることは不可能だった。ＡＡのような自助団体は存在しなかったし、ＡＡが提供するような回復プログラムも存在しなかった。さらに、アルコール依存症が身体の病気であることはごく一部の専門家にしか認識されていなかったのである。したがって、彼の飲酒歴はアルコール依存症のより深刻な進行例となる。

初めのころ

彼は、学生時代に飲むようになり、本人の言葉によれば、学生として「どんどん酒にはまり込」んだのである。しかし、「これといって身体的、金銭的に失うものもなく、大いに楽しんでいた」と語り、「誰もがそうしているようだった」と(『アルコホーリクス・アノニマス』二四二―二四三頁。以下、同書からの引用は頁数のみ示す)、自らの飲酒は目立つものではなかったのだと述べている。

卒業後は三年ほど職に就き、その間も、懐《ふところ》が許す範囲で飲んでいたが、「ときに朝、震えが来る」(二四三頁)以外、飲酒による問題は生じなかった。

代価が増大する

その後彼は、医師を目指して学業に戻る。この二度目の学生生活において、まったく異なる状況が生まれる。それを彼は「以前にもましてもっと飲酒に熱を入れた」(二四三頁)と表現しているが、飲酒による問題が山積するようになる。授業の準備は万端だったのに震えが激しく教室に入れず学生寮に戻ったこと、単位が取れないと判断して退学するつもりで一時的に大学から離れたこと、復学を希望したとき拒否されそうになったこと、最終試験の際、手の震えのために鉛筆が握れず、少なくとも三つの科目は白紙で提出したために二学期をやり直すことになったことなど、深刻な問題が生じるようになっていた。

一時的な改善と急激な悪化

二学期のやり直しが許可された際には、一切酒を飲まないという条件が付けられた。それに従ったため、彼は医師になれた。一時的にではあれ強い意志を持つことができ、最後の二学期とインターンとしての二年間には飲酒による問題は起こさなかった。

しかしその後、医院を開業し、それをきっかけに飲酒の問題が急激に悪化していく。酒にまったく手を付けないときがあっても、彼にも一つのパターンが生まれ、これは長い年月続くものとなった。仕事をするのだから、朝から飲んではいけないとの意識はあった。しかし、飲まなければ手が震え、仕事ができない。そのため、朝の苛立《いらだ》ちと手の震えを抑えるために、酒ではなく大量の鎮静剤を服用した。午後四時までは酒を飲まず、四時以降に妻の目を盗んで飲んだ。このパターンは十七年間続いたそうだが、その間のことを、彼は次のように述べている。

それは戦慄《せんりつ》すべき悪夢だった。金を稼いで、酒を手に入れ、家にこっそり忍び込ませ、酔っぱらって、朝震えがきたら、もっと稼げるように大量の鎮静剤を飲んでと、それはうんざりするほど延々と続いた。(二四九頁)

行く末

そして彼は悲惨な結末を迎える。まったく出勤しない日が増え、仕事を失い、入退院を繰り返し、人生において築こうとしたすべてを失った。ＡＡのもう一人の創始者との出逢いがなければ、完全に気がふれるか、死ぬかのどちらかだったろう。

3　進行をめぐるいくつかの課題

個人差はあるが、飲む頻度も量も増え、コントロールが効かないことが次第に頻繁《ひんぱん》になり、飲まずにいられる期間が短くなるといったことは、アルコール依存症という病気を抱えている人すべての宿命である。アルコールが依存症者の意識のより大きな部分を占めるようになり、人生への影響は増大し、家庭、仕事、友人関係、社会生活よりも飲酒を優先するようになる。結婚している場合は、家庭の崩壊を恐れ、関係回復に懸命になることは珍しくない。しかし、飲酒が進めば、逆に家庭を飲酒の障害とみなし、崩壊を歓迎すらするようになることもある。結局、他のすべてが飲酒に比べて二の次になり、飲酒の妨げとなるものは排除されていく。いずれは健康、正気、また生命そのものを保つより、飲酒のほうを優先するようになり、医者からこのまま飲酒を続ければ命はないと勧告されても、それに従うことはない。私の父も、「酒をやめれば何年間も健康に生きられるだろうが、飲み続ければ六か月も持たない」と言われながら、それを言われた日にも飲んで、結局命を落とした。

進行と自覚の欠如

この進行を依存症者自身が自覚しているとは限らない。起きている問題と飲酒の因果関係が見えないことも多々あり、それが見えていても、強い決意さえあればうまく飲めるようになると考えたり、飲酒をコントロールできていたときのことを思い出して、そうした飲み方を取り戻すことができると考えたりする。『アルコホーリクス・アノニマス』は次のように述べている。

何とかなるだろうという考え、いつかは飲むのを楽しむことができるようになるという大きな妄想が、病気の酒飲みに取り憑《つ》いている。この恐ろしい妄想を、たくさんの病的酒飲みは死の門口《かどぐち》に立つまで、そうでなければ狂ってしまうまで、手放せないでいる。（四五頁）

断酒期間における進行

ここで、きわめて重要なことを指摘しておく。これから述べることは学問的な研究に基づくのではなく、ＡＡの実体験に基づいているのだが、それは、断酒している間でも、病気自体は進行するということである。それは、ＡＡの長年の経験によって裏づけられている。長い期間断酒を続けた人が飲酒に戻る場合、断酒を始めたころの飲酒に戻るのではなく、それより進行した飲酒になるのである。

このことは、『アルコホーリクス・アノニマス』が書かれたときにはまだ意識されていなかった。しかし、現在は、ＡＡで広く普及している理解であり、『アルコホーリクス・アノニマス』で紹介される次のような体験談も、その実例であると考えられる。

ばか飲みを繰り返していた三十歳の男の話である。深酒をした翌朝は神経がひどくいら立って、朝酒をあおることでそれを抑えなくてはならなかった。彼には仕事で成功したいという野心があったが、少しでも飲んでしまえばそれは不可能だとわかっていた。……そこで彼は、自分が仕事で一旗あげ、退職するまでは一滴の酒も口にしないことを心に決めた。この男は見事に二十五年間断酒し、仕事で全面的に成功をして多くの人から尊敬を受け、五十五歳で退職した。そうして彼は、どのアルコホーリクも陥る考え、つまり、これだけ長いこと断酒してきたのだし、自分を鍛錬して自制してこられたのだから、もう人並みに飲めるだろう、という考えのわなに落ちた。そうして彼はくつろいで、室内履きをはいてボトルを持ち出した。二ヶ月後、彼は、当惑し、傷ついた自尊心を抱いて病院にいた。彼はその後何度か病院に出入りしながら、しばらくは節酒の努力もした。次こそはと、あらゆる力を絞って一気にやめようとするのだが、できなかった。金で買えるものは、どうにでもなった。だが何をしてもうまくいかなかった。退職した時にはあんなに元気だった彼は、急速に衰えていき、四年もしないうちに亡くなった。（四八－四九頁。一部修正）

このテキストは「私たちは断酒の期間をおいてまた飲み始めると、まもなく以前と同じようにひどくなる」と結論している（四九頁）が、正確に言うとそうではない。三十歳で断酒を始めずに飲み続けたとしても、この人はすぐさま入退院を繰り返したり四年も経たないうちに亡くなったりするようなことはなかっただろう。彼は、二十五年前に酒をやめたときの状態に戻ったのではなく、それよりずっと深刻な状態になったのである。おそらくそれは、二十五年間飲み続けていた場合と、ほぼ同様の状態だったのだろう。断酒期間における進行についての科学的な結論は、おそらく出されていない。しかし、それを事実だとする見解は、ＡＡでは広く共有されている。

「予備軍」と依存症の進行性

依存症を取り上げる専門家は「予備軍」という言葉をよく使う。予備軍というのは、「現在はまだアルコール依存症になってはいないが、このまま飲酒を続けていくと、そうなる可能性が高い」というようなニュアンスだろう。

ＡＡにおいては、「予備軍」のような単語が使用されるのを聞いたことがないように思う。ＡＡは依存症者の集まりであり、立ち直って自己の飲酒を振り返ったときに、最初にコントロールできなかったときから依存症になっていたとの認識を持つからだと思う。私自身は、一生飲まないつもりでいたのに、最初の飲酒の際にあるだけ飲んだのだから、そのときからアルコール依存症になっていたのだと考えている。そのように考えるのはＡＡにおいては普通のことで、ちゃんとコントロールして飲めるときもあったり、生活に支障がさほど生じなかったりしていたとしても、それは病気の早期であるからであって、依存症にまだなっていないからとは考えない。そして、すでに依存症になっていたと考えるから、進行を必然だと見るのである。

そうした考えと「予備軍」という考えとは、どのように関係するのだろうか。アルコール依存症者の飲酒初期に、その飲酒がまだひどくなく、コントロールできることも多かったり、飲む頻度が少なかったりして、症状がまだほとんど表面化していない場合がある。明確な離脱症状も見られない。そのような段階の依存症者よりも、依存症ではないただの酒好き、あるいは、ただ友達とはしゃぐのが好きだから飲む人のほうが多く飲むこともあるだろう。したがって、この段階では、アルコール依存症者とそうでない人との区別は明瞭ではなく、こうした状況の酒飲みが「予備軍」と言われているのだろう。

しかしそう考えると、「予備軍」とされている人たちの中には、れっきとしたアルコール依存症者がいるということになる。専門家などが診断できるほど症状は明確ではないかもしれないが、アルコール依存症という病気にはすでになっており、病気の進行性によって、これから必ず悪化していくという人たちはいるはずである。

アルコール依存症は、他のほとんどの病気と同様、早期に対応することが大切であるから、見分けができるようになるのに越したことはない。まず、本人が自らに対し正直になることさえできれば、自分が計画的に飲めていないということに気づくのは不可能ではない。他の人たちは本人の頭の中を見ることはできないが、本人は自らがどのようなつもりで飲み始めたかを知っている。計画的に飲めていないことを自分に対して認めることができれば、より早く回復の道に入れるはずである。そうすれば、アルコール依存症という病気に人生をそれほど奪われずにすむ。

第三者（診断する専門家、家族、職場の同僚など）は、飲み始めたときに本人がどのようなつもりでいたかを知ることはできない。しかし、健康、家庭、仕事に支障が生じてもそれでも飲み続けてしまうのを見て、コントロールできていればこんな飲み方はしないだろうという判断はできるはずである。そうすれば、アルコール依存症になっているという可能性を認識して、それなりに対応法を考えることもできるはずである。

いわゆる「予備軍」と言われている人たちには、これからアルコール依存症になるリスクの高い人たちばかりではなく、すでになっている人たちが含まれているという認識を持つことは大切だと思う。アルコール依存症になる人は、必然的にそうなるよう定められているとは限らない。私のように、そして私以上に、最初からコントロールできなかった人たちもいるが、何年間か健全な飲酒を継続してからなるというのが普通である。そして、飲む量が多ければ多いほど、依存症になる確率は高くなる。「予備軍」という言葉は、アルコール依存症になる必然性のない人たちに、飲酒量と頻度に対する注意を促す効果があるかもしれないので、その言葉の使用自体を否定するつもりはない。それでアルコール依存症になるのを回避できる人がいるなら、それに越したことはない。しかし、予備軍と言われている人たちの中に、すでにアルコール依存症になってしまっている人がいる可能性がある。そうした場合には、それが早く認識されたほうがいい。アルコール依存症は、他の多くの病気と同様、早期に認識し、対応するのが何よりである。

第2章　依存症と身体

アルコール依存症者の過度の飲酒は、単にその人の好みや趣味によって生じるのではない。アルコール依存症を理解するには、まず、そのことを知る必要がある。依存症者がどうして飲むのかを考えるには、最初の一杯をどうして飲むのかということ、そしてその最初の一杯を飲んでからどうして飲み続けるのかということ、その二つの問いを分けて考える必要がある。アルコール依存症は、飲み始めれば飲酒に対するコントロールを失う病気である。コントロールを喪失するから飲み続けてしまうのである。

しかし、そうした病気を抱えている人が、どうしてそれでも飲み始めてしまうのだろうか。

1　意図とは異なる飲酒

一度飲み始めたらひたすら飲み続けてしまう——それがアルコール依存症者の特徴である。たとえ最初に「今日は一杯でやめておこう」と思っていたとしても、そうした本人の意思に関係なく飲み続けてしまう。これはアルコール依存症についての最も重要な事実である。酒が体内に入ると意思が効力を持たなくなってしまうので、飲み始めた際にどのようなつもりでいたかとは関係なく飲み続けてしまうのである。アルコール依存症者が、時としてコントロールを効かせ、きっぱり飲酒を終了できることもあるからといって、これが否定されるわけではない。アルコール依存症者は節度を持って飲めるときもある。特に飲酒歴の浅いうちはコントロールできるときもあるが、依存症が進行していくうちには、一時的な改善はあっても、コントロールの欠如はひどくなっていく。

これは、アルコール依存症者が飲み始める際に、とことんまで飲んでしまうつもりでいる場合もあることを否定しているのではない。そういうこともあるに違いない。しかし、酔っぱらうつもりがまったくなくて飲み始めても、飲酒を制御できないのである。

コントロールが効かずに、飲み始めたときの思いとはまったく異なる飲み方をしてしまった例を二つ紹介しよう。

自らの経験

最初の例は、私自身の経験である。

二十五歳のときのこと、最初の飲酒から六年半が経っていた。私は大学院の修士課程に入っていたが、特別な条件で、同時に別の大学で、別の科目でもう一つの修士課程に入っていた。異例の状況だったのだが、四年をかけて同時進行で二つの異なった科目の修士課程に所属していた。

四年目に二つ目の修士課程を終えようとしていたとき、講座の履修はすべて完了し、修士論文も審査を通り受理されていた。残る関門は総合口頭試験と呼ばれるものだけだった。三人の教授からの該当する学問分野すべてにわたる質問に、口頭で答える試験である。これに受かれば修士号を取得できる。落ちた場合は、一回だけなら受け直しが可能だった。

試験は当日午前九時からで、それに向けて私は必死に勉強していた。前夜九時ごろ、遅くまで勉強するか、早く寝てできるだけ疲れを癒して試験に臨むかを考えたが、学問分野全体を網羅する試験なのだから、前夜に覚えたことが試験に出る可能性がどの程度かと思えば、早く寝て、すっきりした頭で試験に向かうほうがいいとの結論に至った。

しかし、そこでアルコール依存症者特有の思考が浮上するのである。早く床に入ったとしても寝つけないならば意味がないから、寝つきを助けるものが必要だという思いに至った。そこで、ビールを一杯飲んだ。夜九時過ぎのことで、当然一杯飲んですぐに寝るつもりだった。

すると、飲み仲間が一人入ってきたので、一緒にもう一杯飲んだ。そしてその後もう一杯、さらにもう一杯……。

次に時計を見たのは、朝の五時四十五分だった。試験まですでに三時間しかないことに気づき、すぐに寝た。寝ついたかどうかは記憶にない。遅刻せずに試験に行くことはできた。しかし、酔いは醒《さ》めておらず、言うまでもなく不合格だった。

ＡＡ仲間の例

もう一つの例は、ＡＡの仲間が娘の結婚式に向かう際に起きた話である。

彼は式でのスピーチを任されていた。そして、人前で話をしなければならないことに大変緊張していた。そこで、一杯だけ酒を飲めば落ち着けると考えだしてしまったのである。一杯だけ飲んで落ち着けば、結婚式での大役を一段とうまくこなせるはずだと考えると、飲むことがもっともらしく思えてきた。そこで、飲み屋に寄って一杯飲んだ。しかし、一杯ではとどまらず飲み続けてしまい、結果、娘の結婚式をすっぽかしてしまったのである。本当に悲惨な話だ。

この二つの例において何が起きたのかを深く考える必要がある。試験前夜に一杯目のビールを飲んだ私は、一晩中飲むつもりなどまったくなかった。むしろその逆で、寝つきがよくなるとの思いで一杯だけ飲み、数日間の寝不足を癒し、頭をすっきりさせるつもりだった。ＡＡの仲間の場合も、娘の結婚式をすっぽかすつもりなど当然なかった。過度の緊張を癒して自分の役割をよりうまく果たすことが目的だったのである。しかし、いずれの場合も一杯飲んでしまったら、当初の意図はあとかたもなく消えてしまい、私の場合は試験にまったく対応できない状態を作り、仲間の場合は家族に大きな傷を作ってしまったのである。酔っぱらって結婚式場で問題を引き起こした話を幾人かの仲間から聞いたことはあるが、わが子の結婚式をすっぽかす話など他に聞いたことがない。彼が選んでそうしたわけではないことは明らかだ。それは意図にまったく反するもの、すなわちコントロールの喪失なのである。

いずれの場合も、結末は当初の意図とは正反対になっている。それがアルコール依存症なのである。自分の意思に沿う飲み方ではまったくない。アルコール依存症が身体の病気であることを最初に主張した専門家の一人ウィリアム・ダンカン・シルクワースは、次のように述べている。

たとえば、アルコホーリクが何かの問題とかビジネス上の取引に何カ月も取り組んできて、ある日とうとうそれがうまく解決できるような見通しがたったとしよう。彼は、その大切な日を前に一杯飲んでしまい、するといっぺんにアルコールへの渇望現象が他の何よりも強くなって、結局その大切な約束の日に身動きができなくなったというような例を、私は数多く見てきた。彼らは逃避するために飲んだのではなく、自分の精神ではコントロールできない渇望に屈して飲んだのである。
(『アルコホーリクス・アノニマス』xxxvii頁。以下、同書からの引用は頁数のみ示す)

2　身体の病気との理解

飲み過ぎは心の問題か

私が飲酒をやめたころは、アルコール依存症(当時は「アルコール中毒」と一般に呼ばれていた)が身体の特質に由来する病気であることは、少なくとも専門家の間では広く認識されていたし、その当時住んでいたオーストラリアにおいては、一般の人にもそうした理解が普及していた。

しかし、二十世紀半ばまでは、少なくとも私の祖国オーストラリアを含む多くの西洋の国では、常習的な過飲は本人の自由な選択による悪習だと考えられ、人格の弱さや卑しさの表われと見られていた。

一般にアルコール依存症は、病気というよりも、貪欲さ、無責任さ、だらしのなさといった道徳的欠陥として見られ、多少近代的な教養のある人々においては、一種の精神問題として見られていた。『アルコホーリクス・アノニマス』で述べられているように、「「悪魔憑《つ》き」とか「狐憑《つ》き」」として、そして後には「精神異常」として扱われた（xiv 頁）。

シルクワースとアレルギー説

しかし、二十世紀前半にも、きわめて少数ではあっても、依存症者の飲酒は本人の意思によるのではないと気づく人たちがいた。

その一人が、先に紹介したウィリアム・ダンカン・シルクワースという米国の医師である。生涯をアルコール依存症者の治療に捧げたシルクワースは、一九〇〇年に医師の資格を取得した直後からアルコール依存症の問題に携わり始めた。そして間もなく、アルコール依存症者の飲酒も、飲酒に伴う振舞いも、その人の嗜好によるのではなく、本人の意思に関係なく起きていることだと結論した。背丈一八〇センチ以上の大男が涙ぐんで酒を乞うたときに、彼は「これは単なる悪徳や悪習ではない。これは制御の効かない衝動だ。これは病気だ」と思ったと語っている（"The Little Doctor Who Loved Drunks," AA Grapevine, 1951）。

そこからシルクワースは、アルコール依存症が身体に由来する一種のアレルギー（日本語では、アレルギーという単語は拒絶反応を示すものとして使われることが多いが、ここでは英語の元々の意味である「特定の物質・食物などに対する身体の異常反応」として用いている）だという結論に至った。彼の研究と活動によって、アルコール依存症は身体の病気であるという理解が普及し、現在では国連の世界保健機関（ＷＨＯ）や多くの国の医師会などでも正式に認められている。
シルクワースはＡＡ発足に深く関わり、『アルコホーリクス・アノニマス』に「医師の意見」という題名で寄稿もし、次のように述べている。

アルコールがアルコホーリクの身体に引き起こすのは、アレルギーの一種であること、アルコールを渇望する現象はかぎられた人にしか起こらず、ふつうのアルコール好きには見られないことを、数年前に私たちは指摘した。このアレルギーを持つ人間は、どんなかたちでもアルコールを二度と安全には体に入れられない。（xxxv頁）

また、ＡＡの初期のメンバーは、シルクワースの理論に関して次のように述べている。

シルクワース博士は……あることを強調しておられる。すなわちアルコホーリクの肉体が、精神と同様に異常だということだ。私たちは、人生にうまく適応できないから、現実から完全に逃れたいから、あるいは精神がまったくおかしいから、飲酒をコントロールできないのだと言われても、納得できなかった。……私たちがアルコールに対して肉体的にアレルギーを持っているのだという、この博士の理論は実に興味深い。もちろん、その理論が信じられるかどうか、しろうとの私たちが意見を述べても、大して重要性はないだろう。だがかつての問題飲酒者には、この博士の説明は実にしっくりくる。それ以外には説明のしようがない多くのことが、この理論で説明されるからだ。
（xxxii − xxxiii 頁）

3　依存症のメカニズム

現在、アルコール依存症に関する研究は進展し、そのメカニズムがかなり解明されている。私は医学を勉強したことはないが、依存症の経験者であり、依存症の研究動向について時折確認することもあり、自分なりの理解は得ている。そして、依存症に関する現在の医学による説明は自らの実体験ともかなり符合するので、それに説得力を感じている。

ここでは、依存症のメカニズムの詳細を述べはしないが、身体の病気であることを明確にするためにその概要を示す。

脳の報酬系

私たち人間に、情緒や感情が湧いたり、気分が変動したりすることには、脳の仕組みが関係している。脳において働くさまざまな物質があり、それらが分泌されたり減少したりすることで、快感、安堵《あんど》感、欲求、恐怖などを感じるのである。この脳の仕組みは報酬系と呼ばれ、行動や経験に高揚感や快感や安堵感を覚える場合には、それを繰り返す、あるいは繰り返しを求めるようになる。反対に、辛い感情を生み出す行動や経験は遠ざけられる。つまり、行動による刺激によって脳に分泌される物質から快、不快の感情が生まれ、それによって行動や経験が報いられ、それを繰り返すか、回避するかになる。

この仕組みは、進化の過程において重要な役割を果たしてきたに違いない。おそらく、人間が狩猟生活を営んでいた時代には、生存がより保障される生活へと導く働きを成したはずである。

アルコールと報酬系

アルコールはこの報酬系——なかでも報酬系において活躍するGABAという物質——に影響するとされている。GABAは抑制の役割を担っている。安心感、安堵感、安定感を作り出し、脳を過度の興奮から守る。アルコールにはGABA同様、興奮を抑える効果がある。健康な人の適量の飲酒では、興奮系の物質が抑えられ、リラックスした状態になる。一般の人の場合は、脳からアルコール成分がなくなれば、GABAが正常に分泌され、興奮を抑える役割を果たす。しかし、アルコール依存症者の場合は、その切り替えがうまくいかず、脳がアルコールに頼るようになってしまう。個人差はあるだろうが、脳にアルコール成分が入っている状態が常態化してしまうと、アルコール成分があることに脳が慣れてしまい、それが欠ければ、興奮系に対する抑制の働きが不十分になる。つまり、酒が切れているアルコール依存症者が感じる不安、苛立ち、恐怖などは、脳の興奮が抑えられなくなった結果なのである。
なお、割合としては多くないが、最初に飲んだときからアルコール依存症になる人は、AAの経験からすれば確実にいる。こうした人は、脳にアルコール成分があるという状況が常態化しないうちから依存症になっている。これに関しては、米国の研究家ジョージ・クーブがCRF（Corticotropin-releasing

factor）という物質の関連を指摘している。この物質は、ストレスの状況に対応するために脳を活性化させるものである。遺伝的にこの物質の分泌量が多く、脳が人並み以上に活性化していて、落ち着かない気持ちや緊張感を持ちやすい人がいる。そうした人は、アルコール摂取を脳の過剰な活性化の抑制として経験し、ほっとしてしまう。したがって、最初の飲酒時から依存症になる可能性があるのだという（Jason Socrates Bardi, "One Night in San Diego"）。

依存症に関する研究は現在も途上であり、今後解明されていくことも多いだろう。しかし、現時点において依存症が科学的にここまで解明されていることを頭に入れておいていただけるとありがたい。

そこでは二つの重要なことが裏づけられている。一つは、飲酒に対するアルコール依存症者のコントロールの喪失の根本的な原因は身体にあるということであり、もう一つは、依存症者においては、酒を飲めば「これは健康的だ」「これはおかしくないのだ」という実感が湧き、酒を断てば「これは不健康だ」「これは問題だ」という感覚が生まれるということである。結局、報酬系に対するアルコール成分の影響によって、その感覚が作り出されてしまうのである。それは、次に述べる離脱症状に大きく関わる。

離脱症状

身体の依存であることとは、身体（脳）自体がアルコールを要求するということを意味する。酒を断ったときに、身体自体がそれに反応する。依存症者の体質、依存症の進行の程度、そのときの飲酒量など、条件によって度合いや継続期間は異なるが、依存症者がアルコールの摂取を断つときには、普通何らかの離脱症状が起こる。それには、本人も離脱症状とは意識しない程度の漠然とした苛立ちから、命を危険にさらすほどの精神錯乱状態まで、幅広い可能性がある。これについて、シルクワースは次のように述べる。

飲んでいないときのアルコホーリクは、落ち着きがなく、いらいらが強く、不機嫌であって、飲んでいっぺんにふっと楽になる感覚を再び体験せずにはいられない。……そこで、多くのアルコホーリクは欲求に負けて飲み始める。すると、アルコールへの渇望現象につかまる。そこでお決まりの段階が始まり、飲みすぎては、後悔に襲われ、もう絶対に飲まないと固い決心をするということが、何度も何度も繰り返される。(xxxvi頁)

離脱症状によって生じる苛立ちや恐怖感を抑えるため、あるいは和らげるために、アルコール依存症者は酒を飲む。したがって、離脱症状が再飲酒の理由となってしまう。唯一の理由ではないが、確実に一つの重要な理由である。

離脱症状と再飲酒の一例

離脱症状がどのように再飲酒につながるかを明確にするために、AAの仲間から聞いた体験談を述べよう。彼は本国に在住するアメリカ人で、主に院生に教える大学教授であった。あるとき、長距離バスで十何時間もかかる旅行をすることになった。ウィスキーの瓶を持っていったのだが、それをバスの下の荷物入れに収めたスーツケースに入れてしまい、乗車中は手にすることができないようにしてしまった。途中で酒が切れ飲みたくなったが、我慢するしかなかった。だが苛立ちが高まり、手が震えるようになった。バスが休憩場で停車したとき、運転士に頼み、スーツケースを出してもらった。

彼は、それほどまでに酒を欲している自分を恥ずかしく思い、ウィスキーの瓶を運転士からできるだけ隠して取り出し、トイレでこっそり飲んだ。大学で院生に教える教授であり、体裁を大切にする几帳面な彼は、周囲によく気を配る折り目正しい紳士でもある。しかしそのときは、手の震えを抑えることができず、恥をかくことになってしまった。

離脱症状が生じる前からの再飲酒

その体験は、彼にとって自分の飲酒がおかしいと考え始めるきっかけとなり、比較的早く立ち直った。しかし、それまでは自分がいかに酒に依存しているかをまったく察知できていなかったことは、その体験からはっきりと理解できる。ウィスキーの瓶を到着まで取り出せない荷物に入れてしまったということは、酒が切れたらどうなるかの自覚がまったくなかったことを意味する。そこまで酒を切らせたことが過去になかったので、そうした自覚を持ち得なかったのである。苛立ちが募らないうちに次の飲酒を始め、そこまでの離脱症状を経験せずにいた。飲むとほっとするという程度で、苛立ちや離脱症状を抑えるために飲んでいるという実感などまったく持っていなかったと彼自身が述べている。だから、ウィスキーの瓶をスーツケースに入れたとき、それが自分にとって危機になることをまったく予期できなかったのである。

多くの依存症者は彼同様に、離脱症状を実感する前、あるいはその前兆があるときに、すでに次の飲酒を始めてしまう。飲めば不安定にならない、苛立たない、ほっとする、そんな経験を繰り返しているから飲む。かなりの葛藤を経て飲んでしまうこともあるが、飲むのが当たり前になっているから、何の抵抗もなく飲んでいる例も大変多い。離脱症状をたびたび経験するようになるのは、依存症がかなり進んでからのことである。

4　精神との関係

アルコール依存症が身体の病気であることには、もう一つ重要な意味がある。すなわち、依存症者のコントロール喪失の最も根本的な原因がその人の精神にあるのではない、ということである。それは多くの人にとって逆説的と思われることだろうし、その認識がアルコール依存症への対応に大きく影響しもするので、詳しく述べてみる。

異質の飲酒

社会において酒を飲むことはごく普通のことであり、ほとんどの人にとって酒はきわめて身近なものである。単なる好みのため、あるいは付き合いのため、緊張感をほぐすため、ほっとするため、寂しさを紛らわすため、自信をつけるため、仕事から帰ってきてリラックスするため、寝つきを助けるためなど、多くの社交的、精神的、情緒的な理由で人は酒を飲む。

多くの人は、アルコール依存症者の飲酒は普通の人の飲酒が極端になったものといった程度に捉《とら》えているのではないだろうか。異常なほど酒が好きであるとか、あるいは、緊張感や寂しさや自信のなさが極端であるがゆえに酒を多く飲むのだといったふうに理解しているのではないだろうか。

そもそも、人がある特定の行動を取るのを見れば、その人が自分の意思でその行動を選択していると理解するのは当然だろう。それが破壊的な行動である場合でも、そうした行動を選択する理由は何だろうかと考える。その人が意図してその行動を取っていると理解するからである。破壊的行動を取る理由をその人の精神に求めるのは自然なことだ。しかしそうした理解では、アルコール依存症者の飲酒の真の理由を知ることはできない。アルコール依存症者の飲酒は普通の酒飲みの飲酒が極端になったようなものではなく、まったく異質のものであることを、依存症者に関わりがある、あるいは関わろうとするすべての人が知る必要がある。アルコール依存症者としての飲み方は精神状態に由来するのではなく、身体（正確に言えば、脳という臓器）に由来するのである。

精神の関わり

ただし、依存症の原因自体は身体にあると言っても、飲酒の背景に様々な精神的要因が絡んでいることまで否定するものではない。アルコール依存症になるほど飲んでしまうこと、最初の一杯に手を出すこと、飲酒に向き合おうとしないことの背景には、たいてい精神的な要因があるであろう。また、回復を達成するにあたって、特定の精神的な状況に対して飲まずに対処できるようになる必要がある場合もある。そうしたことのために、飲酒の背後にある精神的な要因に注目することには意義がある。しかし、そうであっても、依存症者の飲酒におけるコントロールの喪失は、精神ではなく身体（脳）に起因するものである。したがって、アルコール依存症者が抱えている精神的な問題をすべて解決できたとしても、アルコール依存症者の飲酒はいささかも変わらないだろう。アルコール依存症者の頭は、飲む理由を作り上げるようになっている。そのため、寂しさや不愉快な思いや、誰かへの怒りが引き金となって酒を飲み始めてしまうことは当然ある。しかし、そういった理由をすべて取り去ったとしても、頭は別の理由を作っていく。飲む理由を全部なくしたことを祝うために飲むことさえあり得るのだ。もちろん、ただの酒好きも、飲酒のためにいろいろな理屈をひねり出すかもしれない。しかし、アルコール依存症者は、飲酒による害が増していくにもかかわらず、どんな代価を払うことになるとしても、その理由づくりをしてしまう。常に、そのときそのときの状況で、飲酒がもっともらしく見える心境を作り上げてしまう。一見、精神的な理由で飲んでいるように見えたとしても、どんな状況でも飲む理由をこしらえてしまう脳を持っているという点に真の問題がある。

ここで大事なのは、アルコール依存症に対処するには、飲酒の背景にあるかに見える精神的原因を突き止めて対応しようとする取り組みには、さしたる成果を期待できないと理解することである。その多くは、依存症が作り上げているのである。

依存症者自身の実感

実は、アルコール依存症者自身も、飲酒が過剰になっていることの原因を、感情や精神によるのだと錯覚するのが普通である。依存症者は、飲酒が原因で、家庭、職場、その他の人間関係に問題を生じさせてしまう。たとえば家庭で、夫婦喧嘩が増えたり、あるいは逆に家族が無口になって黙り込んでばかりいたりする。そうすると、過剰な飲酒を何とか正当化しようとするアルコール依存症者の頭は、そうした状況にその理由を見いだしてしまう。寂しさや疎外感などの感情がコントロールの喪失の背後にあると思い込み、そのような気持ちになっているのは、家族の冷たさ、気の短さ、気のきかなさなどによるのだと考えてしまう。自分の飲酒を人のせいにすることはアルコール依存症者の常であり、傍《はた》から見れば大変不合理であることが明確な場合でも、そうするのである。それは必ずしも意図的な嘘ではなく、実際に本人がそう実感している可能性が大いにある。

周囲の人たちにとっての含意

家庭にアルコール依存症者がいるということは、とても辛いことである。しかし、アルコール依存症が身体の病気であることと、家庭における依存症者の振る舞いとの関係を理解すれば、それは家族にも役に立ち、何らかの助けになるかと思う。

アルコール依存症者の家族関係が悪化するのはほとんど必然である。ここまで見てきたように、依存症者自身はその関係が悪くなっていることこそが飲酒の原因であると錯覚しがちである。

人間の感情は、基本として周囲に対する反応である。たとえば普通は、怖いものがあるから恐怖という感情を抱く。一方依存症者においては、周囲に怖いものがないにもかかわらず、依存症という病が脳の中に「恐怖」という感情を生じさせてしまう。本人にとってそれは、はっきりとした対象のある恐怖と何ら異なるものではない。そのために、周囲にその恐怖感の対象となるものを探し、それを見いだしてしまう。さまざまな存在の中で、家族は特に深くて近い関係にあるので、アルコール依存症者は、自分の恐怖や苛立ちの原因を家族に見いだしてしまうことが多い。アルコール依存症者の頭にとってそれは、飲む理由を作る恰好の材料になる。もちろん、家族との不仲がただの口実に過ぎないこともあるが、本気で家族が飲酒の原因だと思っていることも十分にあり得る。しかし、本人がそう思っていたとしても、それは因果関係の履き違えであり、家族と仲が悪くなっているから飲み過ぎているのではなく、飲み過ぎているから家族との関係が悪くなっているというのが、たいていの実情である。

家庭、職場、友人関係などでアルコール依存症者と関わっている人が、過度の飲酒の原因を緊張感、劣等感、寂しさ、疎外感などだと理解して、飲酒という「結果」ではなく「原因」に取り組むべく、そうした精神状態の解決が第一だと考えることがあるかもしれない。しかし、それは因果関係を完全に履き違えているのである。仮に、その人がアルコール依存症になるまで飲んだ要因がそうした感情の問題であったとしても、依存症になった以上、劣等感、緊張感、寂しさなどは、その大部分においては、飲酒の原因であるよりは、飲酒によって引き起こされた結果である。そういった感情の問題を解決することによって、飲酒の問題を緩和できるようなことはなく、飲酒の問題をまず解決して、その後、それらの感情の問題に対応するのが唯一の有効な道なのである。本当に飲酒の問題を解決すれば、さらにそれが単なる我慢による断酒でないならば、そうした感情の問題がかなり緩和されることもあるし、そうでなかったとしても、不快な感情の問題を解決するには、先に飲酒の問題を解決することが不可欠である。まず依存症に対応する。そうすることで初めて、その人が抱えている真の感情の問題を把握し、対応することが可能になるのである。その意味で、アルコール依存症を何らかのもっと根本的な問題の結果として捉えるのではなく、依存症自体を根本的な問題として捉えることが重要である。ただし、アルコール依存症者がアルコール依存症と関係なく他の精神疾患を患っている場合、さらにその精神疾患が深刻なものである場合には、その治療を後回しにはできない場合もあるだろう。これには精神科の医師の判断が必要となる。

酒に強い／弱い体質とアルコール依存症

世の中には、たくさん飲める酒に強い人と、飲めばすぐに酔ってしまう、あるいは気分が悪くなってしまうような酒に弱い人とがいる。AAでは、その違い自体はアルコール依存症とあまり関係がないと多くのメンバーが考えている。酒に弱い人はアルコール依存症にはならないとの見解を示す人もいるが、AAにおいては、アルコール依存症は飲む量とは関係なく、あくまでも飲酒をコントロールできるかどうかの問題であると見ている。AAの仲間内で、意外に少ない飲酒量で生活が混乱し、量が少なかったにもかかわらず飲酒をやめることのできなかった人に会うことがある。

ただし、多くのアルコール依存症者は、最初の飲酒からすぐにアルコール依存症になるのではなく、ある程度飲酒を続けた後に依存症になる。酒に弱い人はアルコール依存症になるところまで飲んでしまう可能性は低く、逆に酒に強い人はそこまで飲んでしまう可能性が比較的高いので、アルコール依存症者に、酒に強い人の割合が多いことは事実であると思う。AAで、ごく少量しか飲めなかった人たちに会うことは確かにあるが、その割合はとても少ない。仲間の多くは酒に強いほうである。

したがって、アルコール依存症になるだけの量を飲んでしまうことには、間接的な形で、酒に強いか弱いかが関係する。しかしそれは、あくまでも間接的な形での関係である。アルコール依存症は量の問題ではなく、飲酒をコントロールできるかどうかの問題として理解されるべきである。

精神依存と身体依存

ここまで述べたことで、アルコールに対する精神的な依存が存在することを否定するつもりはない。強調したいのは、単なる精神的な依存とアルコール依存症者の身体に起因する依存とは、まったく異なるものだということである。

私は精神的に酒に依存していると思える人と、数年間にわたり、頻繁にしかも身近に接した時期がある。それは、そうした人の飲酒とアルコール依存症者の飲酒とを比較する好機となった。その人は仕事柄、しばしば公の場で活躍しなければならず、そういった場で落ち着いていることに困難を覚える人だった。なのでそうした場に出るときには、少量ではあるが、酒を飲むことが多かった。それで落ち着きを得ていたらしい。

また、普段から緊張感の強い人で、それをほぐすためにも酒を飲んでいた。要するに、リラックスするため、そして人前で落ち着くために酒を使っていた。酒がそのために必要だと本人が考えていたとの印象があるが、その人は決してアルコール依存症者ではなかった。彼は、リラックスする、あるいは落ち着くために飲み、その目的が達成できる程度にしか飲まなかった、つまり飲酒をコントロールできていたのである。アルコール依存症者も、リラックスするため、人前で落ち着くために飲むかもしれない。しかし、歯止めが効かず、はるかに度を超して、そうした目的を台無しにするほど飲んでしまうのである。

精神的依存であっても、アルコール依存症に発展する可能性はあるので、注意は必要だろう。しかし、目的が達成される程度で飲酒を切り上げることができる限り、それはアルコール依存症とはまったく異なるのである。

第3章　依存症者の意識・認識

1　なぜ断酒は難しいのか

飲み始めたら際限なく飲んでしまうのがアルコール依存症の基本的特質だということは、これまで述べたとおりである。しかし、それだけのことだったら、アルコール依存症はさほど大きな問題にはならないはずである。自分の身体の特質のために何かしらの制限を受け入れなければならない人は数多くいる。近視、乱視、老眼などのために眼鏡をかける必要のある人、糖尿病のために糖分を、高血圧のために塩分を、中性脂肪過多のために肉や乳製品を控えなければならない人は、中年以降であればかなりの割合を占めるだろう。健康を維持するために制限を受け入れるのは人生の常である。

アルコール依存症が、ただ単に飲み始めれば飲酒に対するコントロールを失う身体の特質だけの問題であれば、それらの問題と大して変わるものではないはずである。一つの条件だけ守れば、つまり飲み始めること自体を避ければ、身体の病気による一切の弊害を回避することができるからである。

他の摂取制限との比較

糖尿病、高血圧といった問題を抱えている人は、糖分や塩分の摂取量に注意していれば十分だが、アルコール依存症者の場合は、飲酒を完全に控えなければならない。一回失敗してしまう、つまりちょっとでも酒を口にしてしまうと、際限なく飲んでしまうという現象の引き金となり、悲惨な状況へと導かれてしまう危険が生じる。その意味で、ちょっとした妥協でもみじめな結果になるので、糖分や塩分の摂取制限と比べ、厳しい側面がある。

それに、塩分や糖分などは、周囲の人が無理に勧めることはほとんどないが、断酒を守ろうとしている人に飲酒を無理強いするのは珍しいことではない。これも断酒のほうが難しいと考える理由になるだろう。

しかし、断酒のほうが楽な側面もあるかと思う。たとえば、何にアルコールが入っているかはかなりはっきりしていて、それを避けることはさほど難しいことではないが、塩分や糖分はたいていの食品に含まれていて、その摂取量を調整するには、それがどの食品にどの程度入っているかを一つひとつ確認する作業を継続していかなければならない。

また、アルコール依存症者の場合、アルコールを完全に断てば飲みたい衝動が生じなくなるが、塩分や糖分のあるものを食べたいとの思いは、普通はなくならないだろう。アルコール依存症の場合は、断酒が生活にも意識にも組み込まれれば、酒のことをほとんど意識せずに生活できるようになる。それは、立ち直っている多くの依存症者の経験によって示されている。完全に酒を断つので、飲酒に戻ることさえなければ、酒にとらわれずに生きられるのだ。これも、断酒のほうが楽だと考える理由の一つだ。

さらに、アルコール依存症者にとって、断酒を守ることによって得られるメリットと飲酒を続けることによって生じるデメリットとの差はあまりにも大きいので、どちらを選ぶかを決めること自体は難しい判断ではないはずである。

断酒を選択できない無力

しかしそれは、アルコール依存症者が抱えているのが単に身体の病だけであったらの話である。実際問題として、アルコール依存症者はなかなか断酒を選ぶことができないし、立ち直ることは、普通どころか珍しいことですらある。身体の病としての依存症以外に、アルコール依存症者の内部には、断酒の選択を妨げる何かがあることは間違いない。アルコール依存症者は飲酒のために大変な代価を払う経験を繰り返しているし、飲み始めたらコントロールを失ってしまう経験も多く積んできている。なのに飲み始めてしまう。家庭、仕事、キャリア、健康、はたまた正気あるいは生命そのものがかかっていても、飲み始めてしまう。

もし、近眼の人が何らかの精神的な理由で眼鏡やコンタクトレンズを一切拒否すれば、もし糖尿病の人が甘いものを、あるいは高血圧の人が塩分の多いものを否応なく食べてしまう衝動を持っていれば、これらの問題は即座に深刻化する。アルコール依存症とは、そうしたものなのである。飲み始めれば飲酒をコントロールできないという身体的特質と同時に、それでも飲み始めてしまうという精神的な衝動を持っている。これがアルコール依存症の真の問題である。だからどうしてその最初の一杯を口にしてしまうのかが焦点となる。特に、最後の飲酒から時間が十分に経っていて、離脱症状がもうまったくなく、身体的依存に起因するいわゆる渇望現象もまったくなくても、どうして飲んでしまうのか。加えて、飲酒のために深刻な問題を近い過去に起こしていて、辛い記憶がまだ鮮明であるときに、どうして飲み始めてしまうのか。飲酒のために入院したのに、退院の日にどうして飲んでしまうのか。飲酒のための代価が増していっているときに、どうして飲んでしまうのか。

最初の一杯が決め手

一杯飲めば際限なく飲んでしまうという身体の特質を変えることはできないかもしれない。しかし、最初の一杯に手を出すか出さないかに関して言えば、これは精神に由来するものであり、これに関しては選択の自由を持っているはずではないか。

確かに、最初の一杯に手を出すことを拒むことはできる。それができるから回復が可能なのである。回復する人は、その最初の一杯を口にしないことを選択する人たちである。現に、ＡＡを通じて立ち直っているアルコール依存症者は、世界中に二〇〇万人以上いると推定されている。さらに日本の断酒会や他の方法でやめている人たちも計算に入れるならば、アルコール依存症者が飲まずにいることは可能であるということに疑いの余地はない。最初の一杯を断わることは、アルコール依存症者にとって不可能ではない。

しかし、多くの場合、アルコール依存症者は、自分の経験から学習せず、最初の一杯に手を出してしまう。酒を飲もうという思いが生じたときに、そうしてはいけない理由がまったく頭に浮かんでこないか、浮かんだとしても、飲んだほうがいいとする理由が同時に浮かんでくる。あるいは飲みたい衝動、つまり渇望現象があまりに強烈になり、飲んではいけない理由をどんなに持っていても、しかもそれをどんなに意識していても、それが功を奏することはない。

2 問題意識を欠いた再飲酒

飲み始めたらコントロールできなくなるという事実は経験済みのはずなのに、飲むか飲まないかという決断に直面したときに、そうした経験がまったく頭に浮かんでこない――。家族や同僚にはどのような結末になるかがはっきりわかっているのに、本人はそれをまったく意識できないということは信じがたいかもしれないが、それが多くの場合の現実である。『アルコホーリクス・アノニマス』は次のように述べている。

ほとんどのアルコホーリクは飲酒についての選択能力を失ってしまっている。いわゆる意志の力というものも、事実上、存在しなくなる。たった一週間前の、あるいはひと月前の飲酒が自分にもたらした苦悩と屈辱の記憶を思い出して意識にのぼらせることさえもどうしてもできなくなってしまう。だから私たちは最初の一杯に対してまったく無防備になる。

ビール一杯でも、飲めばほぼ決まって起こる結末がわかっていながら、やめておこうという考えは頭に浮かばないのだ。その考えがちらっと頭を横切ったとしても、それはぼやけていて、今度こそはふつうの人並みにうまく飲めるのだ、という何べんも繰り返してきた考えにすぐ取って代わられてしまう。(三六－三七頁。以下、同書からの引用は頁数のみ示す)

既述の例

最初の一杯に手を出す例は、すでにいくつか紹介してきた。私自身が試験前夜に、「寝つきを助けるために」という理由で飲み始めた経験や、ＡＡの仲間が娘の結婚式に向かっているときに緊張感を和らげるために飲んだことを紹介した。いずれの場合でも、節度ある飲み方が不可能だということに対し自覚がまったく欠如している。

なお、私自身についてさらに言えば、飲酒のせいで試験に落ちたばかりだったのに、節度を持って飲めないという意識をまったく持たず、失敗をしたその日の午後に何の違和感もなくまた飲んでいたのである。このようにアルコール依存症者の飲酒には、自覚が皆無であることが多い。

突飛な理由での飲酒

また、突飛な理由で最初の一杯を口にすることもある。「頭の中で奇妙な現象が起こ」り、「まともな考えと一緒に、最初の一杯を飲むための、気違いじみた、ばかげた理由」(五五頁)が頭をもたげるのである。

『アルコホーリクス・アノニマス』には、このような現象を明確に示す体験談が本人の言葉で語られている。

火曜日の朝、出勤したんです。自分が経営していた会社で、いまはセールスマンになって働かなくちゃならないんだから、いらいらする気持ちが少しはあった。上司とちょっとした言い合いをしたけれど、大したことじゃあなかった。それから田舎に行って、車を買ってくれるかもしれない客に会うことにしたんです。途中、おなかが空いたので街道沿いの、ちょっとしたバーもついている店に寄りました。飲むつもりはこれっぽちもなかったし、ただサンドイッチを食べようと思っただけでした。それにそこはもう何年もの行きつけのところだから、うまくすれば商売ができるかもしれないとも思った。飲まないでいた時期も、よくそこで食事をしていた。僕はテーブルに着いて、サンドイッチとグラス一杯の牛乳を注文しました。まだその時は、飲むつもりなんてありません。そしてもう一つのサンドイッチを注文して、牛乳ももう一杯お代わりしようと思ったんです。

突然のことだった。牛乳にほんの少しウィスキーをたらしても、おなかは一杯なことだし、害はあるまい、という考えが頭を横切った。ウィスキーを注文して牛乳にたらしました。あまり賢いことではないと少しは思ったけれど、空きっ腹ではないから大丈夫と考えたんです。その実験は実にうまくいったんで、ウィスキーをもう一杯注文して、もう一杯の牛乳に注ぎました。ところがそれでも大したことにはならなかったので、もう一杯追加注文したんです。（五三－五四頁）

この体験談には手短な解説がついている。牛乳に混ぜればいいというこの実験は、新たな精神病院への入院につながる飲酒の始まりだった。

強制入院の不安、家族や職を失う恐れ、飲めば必ずやってくる身体と精神のひどい苦しみ……。彼はアルコホーリクとしての自分を知識としては知っていたが、飲まないための理由の全部は、牛乳と混ぜればウィスキーを飲めるというばかげた考えの前にあっさりとわきへ押しやられてしまったのだ。（五四頁）

飲みたくて飲んでいる実感さえなく

この例は、前述の例と同じく、酒自体を欲して飲んだのではない。飲酒自体は目的ではなく、単なる手段だった。アルコール依存症者に関して語るときに「渇望現象」という言葉がよく使われるが、これらの事例には――少なくとも意識の上では――そうした現象はない。『アルコホーリクス・アノニマス』は次のように述べている。

アルコホーリクになぜ飲んでしまったのか聞いてみれば、何百もの口実のうちのどれかを使った答えが返ってくるだろう。その言い訳にはまことしやかなものがあるが、飲酒がもたらした大混乱と照らし合わせてみれば、とうてい納得できるほどのものではない。……
だが、たまに本当のことを話す場合がある。奇妙なことに、自分でもなぜその最初の一杯に手を出したのかわからないのだという真実を。酔っぱらいは自分で納得できるような言い訳を持っていることもあるが、つきつめたところは結局本人にもわからない。（三五頁）

3 「飲みたい」思い

渇望現象を自覚しての飲酒

一方、長距離バスで旅行中の大学教授が、身の震えが来て離脱症状を覚え、「飲まなきゃ」という強い思いに駆られるようになった事例も先に紹介したが、それは「渇望現象」をきわめて自覚的に持った事例である。自覚が欠如したものばかりではなく、アルコール依存症者には、自覚的に酒を飲みたい、あるいは飲まなければならないと感じる欲求がある。それが特に酒を切らしているときの渇望現象であり、離脱症状の一側面である。

それまで教授は、「渇望」を、少なくとも意識にのぼるものとしては持っていなかったことに注意していただきたい。それまでは、自分がそれほどまで酒を欲しているという実感は持っていなかった。そうでなければ、すぐには取り出せない預け荷物にウィスキーを入れるはずなどなかったのである。

アルコール依存症者は、渇望現象が増してくると、自覚的に酒を欲するようになる。また、飲酒が引き金となって生じる問題も増えてくるので、飲酒に対するコントロールが必要だという意識も持つようになる。自分の飲酒が問題になっていることを意識し始めた場合、まず、飲酒を継続しつつも、それによる害が生じないようにコントロールを取り戻そうとするのが普通である。さまざまな方法で、節度を持って飲むことを試みる。量を制限したり、特定の状況や場所や時間帯のみで飲むようにしたりするなど、多様な手段をもって飲酒をコントロールしようとする。一人で飲まない、午前中は飲まないという私の決心には、このような試みの側面があったのだろう。飲酒の最後の数か月間には仕事を受け持つようになっていたが、その日に仕事がまだ残っていれば決して飲まない、そう固く決めていた。それもコントロールへの試みだった。

おそらく、コントロールを取り戻そうとしてあれこれ試みているか否かは、飲酒による問題がまださほど生じていない初期段階のアルコール依存症者と、依存症者ではなく好みで酒を多く飲んでいる人とを識別するための、一つの基準となるだろう。飲酒を制限するためにさまざまな手段を取らなければならないようであれば、それはコントロールできていないことを示している。その場合は、初期段階であってもアルコール依存症者であると結論すべきだろう。そう結論することがより早期の自覚に結び付き、その後の数多くの苦労と苦難を避けることができれば、それに越したことはない。

渇望現象に対する無力さ

コントロールの試みが功を奏することなく、アルコール依存症は進行していく。そして、渇望現象が次第にほぼ恒常的な状態になる。意識が酒にとらわれ、家庭、仕事、健康など、人生のあらゆる事柄が二の次になり、依存症者は完全に酒の虜《とりこ》になっていく。しかし、自覚的に飲酒するようになるからといって、渇望現象が対応しやすいものになるわけではない。むしろ、その逆である。渇望現象をはっきりと意識して感じれば、酒への欲求はそれだけ強烈になり、他の思いをすべて頭から締め出すほどのものとなってしまう。その結果、否応なく飲んでしまうようになり、回復は楽になるどころか難しくなる。ただし、こうした場合ですら、回復は十分に可能である。

渇望現象を明確に感じているアルコール依存症者は、酒が手に入らなくなることを恐れ、そうした状態が生じることを極力避けようとする。酒を家の中のさまざまなところに隠したり、寝るときには、目が覚めたときに備えて、枕元に置いたりするようになる。

恐怖の極まり

そして、酒による苦しみが増していくと、飲むことにも飲まないことにも恐怖を抱くようになる。入院した際、常に退院を恐れていたと語るＡＡの仲間がいる。彼には、病院を出た日に必ず飲んでしまうことがわかっていたのである。入院している間は酒を手に入れることができないので断酒を守れるが、退院すれば酒は簡単に手に入る。飲むチャンスがあれば、必ず飲んでしまう。どれほど強い決心をしていても飲むのである。精神病院への再入院という結末を迎えることがわかっていても、そうなのである。以前の飲酒と同じ結末になるとわかるから、それに対して恐怖感を持つ。しかし、その恐怖感は、飲み始めない理由として効果を発揮しない。退院の日が近づくに連れ、おびえが増していく。そうであっても、退院した日に、最初の一杯を口にすることに対して無力なのである。

アルコール依存症は恐怖を伴う病気である。明確な渇望現象を実感していなくても、自分の人生において自分の意思決定が功を奏さなくなり、人生が混乱していくことに無力さを感じ、その無力さが恐怖となる。病気が進行していく中でそれは増していき、自分の身体と精神の行く末に対する不安も当然募っていく。

加えて、脳の報酬系へのアルコールの影響によりまったく対象のない恐怖も生じ、病気の進行に伴ってそれは増していく。脳の中でアルコール依存症が作り出す飲酒欲求を、恐怖として感じることがしばしばあるのだ。そしてその恐怖もまた、飲酒の理由になる。飲酒によって恐怖がさらに募ることは十分承知していても、その恐怖感の強烈さゆえ、飲酒を拒めなくなるのである。

4　自覚の欠如

強烈な渇望現象が生じている場合でも、それをまったく意識できていない場合や、多少の認識はありつつも突飛な理由で酒に手を出す場合でも、通常アルコール依存症者は、自らの真の状況に対する自覚が欠如している。飲酒がかなり進んでいる場合でも、どの程度飲んだかさえつかめていないことが多い。

私自身の場合

なかなか自分の飲酒の度合いに気づかないということは、私自身の経験から語ることができる。飲酒が比較的ひどかった院生のころ、酒をどのくらい飲むかを問うアンケートに回答する機会があれば、

「毎日ビール一杯」と返事していた。嘘をつくつもりではなかったし、結果として嘘をついていることになるという自覚もなかった。

当時は、毎日、夕食前にビールを一杯飲んでいた。「毎日ビール一杯」という回答は、その一杯のことを指している。必ず飲むと決めていたのは、その一杯だけだったのである。それ以外の酒については、特別な場合に付き合いで飲んでいるという感覚だった。しかし「特別な場合」はほぼ毎日になっており、そのことはまったく気にとめていなかった。毎週日曜日に必ず寮で飲み会があったし、土曜日の夜には寮の仲間と一緒に出かけて飲む習慣もあった。しかしそれは、自分の頭の中では、酒ではなく、付き合いが目的だと理解していた。だから、普段どのぐらい飲むかと訊《き》かれたとき、酒が目的で飲んでいる分だけを考え、それ以外は計算に入れなくてもいいと考えていた。

なお、土日以外にも、寮の仲間や反戦運動の仲間と一緒に飲みに出かけることがよくあったし、そうして出かけることがない夕方には、二、三時間はテレビを見ながら必ず酒を飲み続けていた。結局、「通常の飲酒」が「毎日ビール一杯」だとする回答は、事実とはまったく異なるものだったのである。

もう一つの経験

自分の飲酒をいかに把握できなくなっていたかを示す明確な経験がある。きわめてこっけいな話で、読者は笑うと思うが、自分でも思い出して笑ってしまう。AAのミーティングでこの話をすると、決まって全員が爆笑する。アルコール依存症者の飲酒は悲惨ではあるが、こっけいな側面もある。

ワシントン滞在最後の年に起きたことである。生活していた寮には休憩室があり、その横の小さな部屋にビールの樽が置いてあって、自由に飲めるようになっていた。私はその樽を管理する責任者だった。樽が空になればそれを取り替えるのが、管理責任者の主な仕事だった。その役割を頼まれたときに、「空になったことに、一番早く気づくのはあなただから」と言われ、ドキッとしたことを記憶している。それは「たくさん飲む人間だ」との評判につながることなので、父親のようになることへの恐怖を持っていた私は少し衝撃を受けた。

ある日、寮長が私に、「樽を毎日取り替えているだろう」と言った。私は「毎日からっぽになるので」と返事した。寮長は、飲まれている酒の量を気にしていた。「もしかすると、この寮に、飲酒の問題を抱えている者がいるかもしれない。そうであれば、その人を助ける方法を考えねばならない」と彼は言った。

寮長の態度を私は賢明だと思った。アルコール依存症者は病人なのだから、単に厳しくするのではなく、立ち直るための手助けをすべきだということを私はすでに学んでいた。その賢明さに感動した私は、誰がたくさん飲んでいるかを確認するために「見張る」ことを彼に約束した。

三日間にわたって「見張った」が、たくさん飲む人は見当たらなかった。しかし、その三日の間にも、毎日樽は空になり、毎日取り替えなければならなかった。実に不思議だった。

しかし、三日目にひらめいた。まず、ビールを飲むコップにどのぐらいの量が入るかを量り、樽のビールはコップ何杯分かを計算した。その数値を寮に住む人間の数（五〇人）で割り、その比較的小さなコップで、一人が毎日平均二杯飲んでいることを割り出した。その程度の飲酒量であれば大した問題ではないと考え、寮長にこの数値を示し、「問題はないと思う」との意見を述べた。寮長もそれに納得し、ことはこれで済んだ。

当たり前のことだが、その計算には、寮のほとんどの人たちは毎日ビールを飲むわけではないことが考慮されていない。後から聞いたことだが、私と飲み仲間一人がその寮を出た後には、ビール樽の取り替えは週一回になったそうである。それで、誰が最大の消費者であったかが知られてしまった。一年後に、落ちた試験を受け直すために寮に戻ったとき、それが知られていることを知った。

予備知識の落とし穴

私は十代のころからアルコール依存症について勉強し、基本的な理解を得ていたばかりか、依存症者の子どもとして自分自身が依存症になる確率が普通の人より高いことも理解していて、そうならないと固く決心していた。そんな私が、自分の飲酒についてそこまで気づかずにいたことは、アルコール依存症がどれほどその人の意識や認識を支配するかを示す格好の例であると言えよう。長い目で見れば予備知識は大変役に立ったが、飲酒を継続していた期間には、むしろ予備知識は、自覚せずにいる手段を提供していたのである。というのは、十代のときに学んだアルコール依存症者の飲酒の特徴を避けることで、自分の飲酒はアルコール依存症者のそれではないと自分をごまかすことができたからである。

たとえば、アルコール依存症の特徴の一つは朝から飲むことだと教わっていたから、午前中の飲酒を極力避けた。七年間にわたって、正午前に酒を飲んだのはおそらく二、三回に過ぎない。朝から飲んではいないのだから依存症にはなっていない、そう安心していた。しかし、時計を見つつ正午が過ぎるのを待って酒を飲むことは、何回もあった。朝から飲むのと、正午を過ぎるまでは我慢し、過ぎた途端に飲み始めるのとでは、酒への依存度という意味では、何ら変わりはないだろう。しかし、朝から飲んでいないのだから依存症ではないとの安堵感を、自分自身で作っていたのである。

また、一人で飲むことがアルコール依存症者の特徴とされていることも知っていたので、そうした状況も極力避けた。しかし、これもきわめてこっけいなことではあるが、何人かでテレビを見ているところで一番後ろに座り、酒を飲みつつテレビを見ることがしばしばあった。飲んでいたのは自分だけである。しかし、一人でいたのではなかった。だから、一人で飲んでいるのではないと考えていた。

当時は、自分には酒に対するあこがれはなく、飲酒に対するコントロールは問題になっていない、そう自分に言い聞かせていた。しかし、このように、依存症者の飲酒の特徴を意図的に避けていたということは、自分の飲酒についての気づきがある程度あったのに、それに強く抵抗していたということではないかと思う。時計を見て昼が来るまで待っていたのだから、「飲みたい」という思いは明確にあったはずであるが、自分自身にそれを認めようとしなかった。また、他の人たちがテレビを見ているところで自分一人だけが飲むという状況を「一人で飲んでいるのではない」と判断する理屈は、自分の飲酒に問題があるとの認識があったのに、それに向き合おうとしなかったということだろう。

正当化

しかしやがては、自分の飲酒から問題が生じていることを認めざるを得なくなる。大事な試験の前に朝まで飲んだことは一つのよい例となる。一杯だけ飲んでから寝るつもりが朝方までの飲酒になってしまい、酔いが醒めないまま試験会場に出向いたことは否定のしようがない。

そこで、飲酒には十分な理由があったのだという理屈を作り上げ、飲酒自体を問題視しなくてもいいようにした。その夜は一人で飲んでいたわけではない。飲み仲間が一緒だった。試験が終わったら私はオーストラリアに帰ることになるのだから、名残を惜しむという名目もあった。試験前にどうして飲んだのかと考えたときに、「自分はとても社交的だから、もう会えなくなる仲間と付き合いたかった」ということを理由にした。オーストラリアに帰るのは試験の三週間後だったのだから、何もその夜に別れを惜しむ必要はなかったが、自分に対しては、それが理由になった。そうして酒自体が問題ではないのだと、原因がすり替えられた。それをおかしいと気づいたのは、飲酒をやめた後のことである。

そのときだけでなく、自分の人生に混乱が生じたとき、飲酒にではなく、何か別のことに原因があると常に考えるようにしていた。原因にする事由はいくつかあった。「社交的な性格」というのは、大いに用いた理屈である。また、アルコール依存症の父親に育てられたこと、あるいは自分に自信がない、生活にうまく対応できない、進路について悩んでいるといったことが原因なのだと考えたりした。多くの依存症者は、自分の飲酒を家族のせいにしたり、さまざまな不運のせいにしたりするが、それと同一の現象である。飲酒自体が原因だとはなかなか気づけない。だから、断酒する理由――つまり最初の一杯を断わる理由――も出てこない。

5　なぜ自覚が欠如するのか

実感や自覚がそこまで欠如するのはなぜだろうか。さまざまな理由が考えられる。

健全な飲酒の記憶

アルコール依存症は進行性の病気であるから、飲酒は悪化していく。一時的な改善は時としてあるが、ほとんどの場合はコントロール喪失が以前よりひどくなっている。逆に言えば、アルコール依存症者には、現在と比べれば、さほど問題を引き起こさずに飲むことが可能だった過去の記憶がある。酒を飲むようになってすぐにではなく、何年か経ってから依存症になった人の場合は、健全な飲酒についての何年間もの記憶がある。その記憶に基づき、自分には飲酒がコントロールできるのだという実感を持っている場合が多く、コントロールできていた時期からの変化に気づいていない。自分自身に対するイメージ、自画像は、依存症がさほど進行していない時期にできあがったままであり、そのため現在のコントロールの喪失を自覚できていないことが多い。むしろ、少し頑張れば、昔の飲み方が取り戻せるだろうと思ってしまうのである。

渇望現象を実感する前から飲む

もう一つの理由として、身体が酒を要求する前から、次の飲酒を始めてしまうという現象が挙げられる。この場合は、酒に対する強い渇望を感じるわけではない。それは、空腹感と同様のものかもしれない。たいていの人は、焦りを感じるほど強烈な空腹感を味わうような経験をすることはないだろう。それを感じる前に何かを食べているのが普通だ。同様に、アルコール依存症者は強烈な離脱症状を感じる前に次の飲酒を始めてしまう。だから、自分にそのような強い渇望現象が起きることを意識しないで終わってしまう。そのため、自分が酒を必要とするようになっていると気づかない。

脳の報酬系と自覚

周囲から見れば飲酒に問題があるのが明白なのに当人が気づかずにいることには、脳の報酬系にアルコールが及ぼす影響も関係していると思う。脳の報酬系は、人間を健康や安全に導くためのものである。安心感を得ることで、特定の経験や行為が自分にとってよいものであると認識する。逆に、恐怖、不安、苛立ちは、「今の状況は良くない。今の状況を変えなければならない」という判断を与え、そういった感情が生じる特定の行為や状況を避けることとなる。この仕組みは、人類の進化の過程において、とても有効であったに違いない。しかし現代社会は、自然界では絶対に出会わないような刺激に満ちている。酒は、現代人から見れば古くからあるものだろうが、人間の身体が適応を繰り返しつつ進化していく過程においては、アルコールを摂取することなどほとんどなかっただろう。アルコールは、人が今のような進化を果たしてから摂取するようになったものである。

依存症とは、人間を健康に導くはずの報酬系が、逆に依存行為へと導いてしまう病気だと考えて間違いはないだろう。依存症者の脳は、依存行為こそ当然なもの、健康なものとして認識してしまっているから、依存行為を問題として認識できない。むしろ、依存行為を健全だとする判断に対して矛盾する情報を排除しようとする。だから、依存行為によって問題が生じた場合、依存行為以外にその原因を求めてしまう。依存症者の頭は、依存行為をあくまでも必要なものとして捉え、それを採択する理由をこしらえ、そこから退こうとする理由を排除する。アルコール依存症者の頭は、酒を飲む理由を作っていく。

試験前日に「寝つきを助ける」ために飲み始めた私、娘の結婚式でのスピーチを前にして落ち着くために一杯飲むことを決めた父親、ウィスキーをミルクに垂らせば問題なく飲めると考えた営業マン……。

アルコール依存症者の頭は常にそのような思いを作り出し、飲まない理由を排除していくのである。酒を飲む理由が頭に浮かんだとき、依存症者にとってそれはあまりにも筋が通っていて、至極妥当なものに思える。だから無防備になる。そして、一晩中飲んだために試験に落ちれば、飲酒ではなく、社交的な性格が理由なのだと解釈したり、その他の問題が生じたときには、「育ち」から来る劣等感や疎外感、周囲の人たちの待遇などが理由だと考えたり、いつも酒以外のものが原因だと解釈する。

結果として、酒を完全に切らしていて、身体から生じる飲みたいという渇望もまったくなく、そして飲酒による大変な苦痛が記憶にあるとしても、ためらうことなく、突飛な理由で酒に手を出してしまう。そうしたことは、脳の報酬系にアルコールが及ぼす影響で形成される身体的な面に由来すると理解するのが最も正確だろう。そうした脳の仕組みがあるから、精神は、飲酒を「よいもの」、「健全なもの」、「当たり前なもの」、「必要なもの」と認識してしまうようになる。

認識の多様性

私の場合は、父親の例があったため、飲酒に対する強い問題意識を持っていた。アルコール依存症に関する基本理解があり、それゆえ、飲酒に問題があると気づきさえすれば、比較的一直線で断酒という結論を得られるという状態にいたと思う。しかし、だからこそ、酒の量が多いとか、酒を強く欲しているとか、特定の問題が生じたのは飲酒が原因だといった認識を頭が排除していたのだと思う。それを受け入れれば、自分も父と同じく依存症者になったのだと結論せざるを得なくなるからである。そしてそのことは、飲酒の量や、酒を飲みたい気持ちを持っていること自体を否定する結果を招いた。

アルコール依存症者が皆このような道をたどるとは限らない。たくさん飲むことを美化するような考えを持っている人は、逆に多く飲むことを誇りに思うかもしれない。一人ひとりの考え方や育った文化、環境に沿った形で、断酒を考えることなく飲酒を選んでしまう理由が頭の中に生まれてくるのである。

精神に由来する側面

なお、アルコール依存症の精神的な面に関しては、重要な区別がある。飲酒を健全だとか必要だとする認識が脳の報酬系に由来するとしても、それとは別に、アルコール依存症者は酒を飲みたい精神的な理由を持っていることがある。

私は、人口一五〇〇人ほどの小さな農村で育ったが、父親は大変評判の悪い酔っぱらいで、家族は村八分に近い扱いを受けた。そのため、私は劣等感と疎外感を抱いて育った。そうした劣等感や疎外感からは、誰かと一緒に飲むことで解放された。それは寮や反戦運動の仲間と一緒に喜んで飲むことにおいても、大きな理由となっていた。飲酒を継続していた時期に、自分は「社交的な人間」であると理解していたが、そうした理解を持つに至ったのも、劣等感や疎外感に対応するためではなかったかと、今では思っている。

その当時、私の生活の混乱に気づき、そこから救い出そうとして話をしてくれる人はいた。その人たちは、私の劣等感と疎外感に着目していて、私もそれを歓迎していた。それに着目されること自体が癒しになったという側面もあるが、飲酒自体には焦点が当てられず、都合のいい言い訳を提供してもらえることになるという面もあったのだろうと、今にしてみれば思う。

酒を飲むことには、依存症者であってもなくても、多くの人は何らかの精神的な理由を持つ。人によっては、そうした精神的理由が、依存症になるまで飲んでしまう結果を招くかもしれない。さらにそうした理由は、依存症になってからの飲酒にも影響する。

しかし、こうした精神的側面を最優先して解決すべき事柄として考えるべきではない。アルコール依存症者において第一に考えるべき精神面の問題は、アルコールが脳の報酬系に及ぼす影響に由来する酒に関する意識そのものである。依存症者の治療にあたっては、最終的に、疎外感や劣等感といった問題にも焦点を当てる必要は生じてくるだろうが、そうした問題の緩和で飲酒の問題を改善できると考えてはならない。まずは飲酒自体に対応し、その後に、これらの問題に対応すべきである。そうでなければ、回復に至ることのないわき道にそれてしまうおそれがある。

6　まとめ

アルコール依存症者の飲酒に対する意識には、四つの段階があると言えるだろう。まず、飲酒に問題があるとまったく意識しない段階、次に、問題が発生していること自体は認識していたとしても、飲酒自体にではなく、原因は別にあると考える段階、第三は、飲酒自体が問題であると認識しても、それがコントロールできると考え、問題を引き起こさない飲み方を求め懸命になる段階、そして最後に、飲酒自体に問題があると認識しつつも、飲酒への渇望現象があまりにも強く、それに対して無力になる段階である。

ただし、これらの段階は明確に分けられるものではなく、たとえ第四の最もみじめな状態にあるアルコール依存症者でも、自分の飲酒はそれほどおかしくないと考えたり、あるいはおかしいと認めたとしても、その真の原因は飲酒以外のもの、たとえば家族や他の人の待遇、あるいは自分自身の精神にあるのだと考えたりするときもある。

第4章　回　復

1　はじめに

ここまで強調してきたとおり、いったん飲み始めれば飲酒に対しコントロールを失うという、身体の病としてのアルコール依存症については、これを完治させる治療法は現在存在しない。したがって、依存症者が適量の酒をたしなめるようになることはないのである。その意味では、アルコール依存症という病気を治すことはできない。いずれは、医学の発展により、脳の要因に対処する効果的な治療法が発見されるかもしれない（現に、脳における依存症の仕組みが徐々に解明されることで、渇望現象を抑え、離脱症状を乗り越える助けとなる薬が開発されている。しかし、その薬によって完治できるわけではなく、それはあくまでも断酒までの手助けであって、節度ある飲酒を回復する手段とはみられていない）。

しかし、治らないというのは、あくまでも飲み始めればコントロールが効かなくなるという身体的特質についてのことである。最初の一杯に手を出してしまうという側面は心、つまり思考や精神が関わるものであり、これに対処することは不可能ではない。結論から言えば、アルコール依存症者は、ほどほどに飲めるようにはなれないが、まったく飲まずに生活を送ることはできる。

コンピュータ用語を借りて説明するならば、一杯飲めばコントロールが効かなくなるという現象はハードウェアに属するものであって、ソフトウェアを変えることでそれを解決することはできない。つまり、考え方を変えたり、強い意志を持ったりする、あるいは寂しさ、悩み、ひがみ、自信不足などの問題を解決したりすることで、身体の問題が解決されはしない。しかし、最初の一杯に手を出すか出さないかという点はソフトウェアに属することであるから、ソフトウェアの変更、つまり考え方や認識を変えることによって、対処は可能である。もしアルコール依存症者が一杯も飲まずに過ごすことができれば、飲酒量をコントロールできないという身体の特質からは何ら影響を受けなくなる。そうすることで、飲酒の問題から完全に解放される道が開かれる。

アルコール依存症者は、精神や思考が身体の病気に影響されているがため、飲酒を自分にとってよいもの、必要なものとして捉えてしまっている。しかし、その捉え方を変えることはできる。もっと正確に言えば、酒に手を出すように導く精神や思考を病気に由来するものとして認識し、それに流されずにいるための、新たな認識を持つことは可能なのである。

2　回復の条件

飲酒を断つ

依存症からの回復には、酒を一切飲まないことが不可欠な条件である。離脱症状が深刻な場合は、断酒によって精神錯乱や死の危険に陥ることさえあるし、そこまで深刻でなくても、離脱症状が伴う飲酒欲求の強烈さゆえ、酒を断つことができない場合もある。こうした場合は、医学による治療が必要となる。しかし、そのような治療を受けるだけでなく、肝心なのはその後も断酒を維持し続けることである。したがって、真の回復は医学的治療が終わってから始まると言ってもよい。アルコール依存症は死、犯罪、もしくは脳水腫のような破滅的な脳疾患といった帰結をもたらす病気であるが、それらを回避するには、断酒を維持する以外に道はない。「もしあなたが私たちのように深刻なアルコホーリクなら、もはや中途半端な解決方法はない」(『アルコホーリクス・アノニマス』三八―三九頁。以下、同書からの引用は頁数のみ示す)。

正確な認識

では、どのように断酒を維持することができるのだろうか。前章では、アルコール依存症者がどれほど自分に問題があることを認識していても、突飛な思いつきで飲み始めてしまうことがあると述べた。本章で述べる例からも明確になるが、飲んではいけないということを思い出しさえせずに飲んでしまうことすらある。そこで、このような突飛な思いつきや意識の欠如に対する対策が必要となる。飲酒に導く精神や思考を病的なものと認識し、それに代わって、自分の状態に関する正確な認識を持つこと、しかもそれを持ち続けることが必要である。

ただし、正しい認識だけでは十分ではない。自分の飲酒に対してきわめて正確な認識を持っていても、飲酒にあこがれる思いが残っていれば、あるいは単に飲酒から生じる悪い効果を恐れて飲まずにいるだけならば、それは我慢を通じた回復となる。何日間や何週間か我慢し続けることは可能かもしれない。人によっては何か月や何年間も、それができるかもしれない。しかし、我慢だけでは、ほとんどの人は一生の間、断酒を維持することはできないだろう。我慢ではなく、違う次元の回復を見つける必要がある。

我慢だけでは

まずは、我慢して飲まないでいるとはどういうことか、正確に理解する必要がある。それは肩に力を入れて、「飲んではいけない、飲んではいけない」という意識をひたすら持ち続けることである。しかし、そのように常に我慢していることで幸福感が得られるだろうか。解放感があるだろうか。ある断酒中のアルコール依存症者の家族から、「やめてからのほうが辛い」という言葉を聞いたことがあるが、おそらくそれは、当人がひたすら我慢して飲まないでいたからだと思う。

我慢して断酒を継続するだけでは、結局はそれを本当に維持し続けることができるかどうかの問題になってしまう。さらに、欲求不満を解消するために別の依存症へと流れていく危険もある。ギャンブルや薬物などへの依存に切り替わることで酒を飲まずにいるだけならば、真の解放にはならない。

再び飲酒へと導くような突飛な思いに流されないための対策はもちろん必要であるが、それは、肩に力を入れて、「私はアルコール依存症だ、飲んではいけない」という意識を常に持ち続けることではない。そんなことをすれば疲れるだけであるし、疲れて飲んでしまうかもしれない。飲むか飲まないかという選択に迫られた場合、「依存症だから飲んではいけない」ということを思い出すのは大切だが、その意識は、必要なときにすぐに思い出せるよう頭の片隅に置いておくだけで、常時意識していなくともよい。そのほうが、解放感のある断酒となり、酒の問題にとらわれず人生のさまざまな側面への充実した関わりが可能となる。

我慢によらないやめ方

しかし、今まで飲酒を生きがいにしてきた人に、我慢以外の方法で断酒を守るよう要求することは、無理難題と言ってもよいような注文である。我慢しないやめ方がどんなものか、想像すらできないだろう。アルコール依存症者は、飲む飲まないの葛藤を繰り返し経験している。そのため、飲まずにいることはその葛藤に勝ち続けることだと、どうしても考えてしまう。しかし、真の回復とはそうしたものではない。葛藤に勝とうとするような断酒の仕方は、酒のことに常にとらわれている状態であり、仮に維持できるとしても、解放感のまったくない断酒となる。

だからむしろ、葛藤自体が生じないようにすることが解放への道となる。それは、別に飲みたいとは思わない精神状態を維持することである。強い意志で飲みたい欲求と戦ってそれを克服するのではなく、飲みたい欲求が生じない、あるいは飲みたい欲求にはるかに勝る別の願望や希望を持つことである。したがって、一切飲まない状態を維持するためには、十分かつ正確な自覚に加えて、飲みたい欲求に勝つだけの願望や希望となる生きがいを見つけることが必要になるのである。

きわめて大きな転換がここで要求される。酒を生きがいにしてきた人が、まったく酒を必要としなくなるという転換である。不可能なことと思われるかもしれないが、そのような転換を達成している依存症者は決して少なくはない。もちろん、立ち直る人が皆、一気にその転換を達成するのではなく、多くの場合は、徐々に新しい考えや生き方を身に着けていくのである。我慢が必要とされる期間を経て新たな精神状態を作り上げていき、次第に我慢によらない断酒を達成する。AAや断酒会は、その転換を助けるためのものである。飲酒欲求から解放され、我慢の必要がなくなるまでさほど時間がかからない場合もあれば、長い時間が必要な場合もある。AAの創始者の一人であるドクター・ボブは、自分は二年半もの歳月を要したと述べている（二五三頁）。

ここでは、まずどのような自覚が必要かを述べ、次に我慢を超えた断酒のあり方について述べる。その後は、三人のアルコール依存症者の回復がきっかけとなって誕生したAAの成立過程について述べ、それを参考にして回復の条件や方法について解説する。なお、AAの文献において宗教用語が多く用いられることはまえがきで指摘したが、その背景にはAA誕生の歴史が関わっているので、そのことにも言及する。最後には、事例として、私自身の回復についても述べる。

3　自　覚

依存症であるとの自覚は、回復の出発点に不可欠である。前章で述べたアルコール依存症者の脳の働きへの対策には、自分の状態についての正確な認識から始める以外に道はない。しかし、飲酒をコントロールできないことを認識していたにもかかわらず、最初の一杯を回避するうえでその認識が何の役にも立たなかったという事例は、アルコール依存症者の体験談に溢《あふ》れている。ではまず、どのような自覚が必要なのかを検討しよう。

効果のない自覚

いったん飲み始めればとことん飲んでしまうことに関して明確な自覚を持ち、飲めばどのような結末になるかわかっていても、最初の一杯に手を出すことを拒否できないことはしばしばある。『アルコホーリクス・アノニマス』は、「潜在的な人もふくめて、本物のアルコホーリクは、ほとんど例外なしに、知識としてはちゃんとわかっていても決して酒をやめることはできない」とし（五七‐五八頁）、次のようにも述べている。

私たちの多くは、……永久にやめようという、とても強い願いがあった。それにもかかわらず、飲むのをやめることができなかった。私たちが知るかぎりの、これがアルコホリズムの不可解な特徴

である。つまり、どんなにやめる必要があり、どんなにやめることを願っても、飲まずにはいられないのだ。（五一頁）

コントロールが不可能だとわかっていて、一滴も飲んではいけないとの意識を持っていたとしても、それだけではほとんどの場合、断酒を維持できない。アルコール依存症者の体験談はそのことを明確に示している。一切飲んではいけないことを承知していて、飲まない強い決心を持っていても、ふとしたはずみで飲んでしまうような事例がしばしば語られる。次に紹介するのは、ＡＡの創始者の一人ビル・Ｗの体験である。

ぼくは目が覚めた。こんなことはもうやめなければならない。一杯も飲んではいけないのだ。もう二度とアルコールには手を出さないと決心した。ぼくはそれまでにも調子のいい誓約書をゴマンと書いていたが、妻は今度こそは本気らしいと喜んだ。事実、ぼくは本気だった。だが幾らもたたないうちにぼくは酔っぱらって帰宅した。何の抵抗もなかった。あの高邁《こうまい》な決意はいったいどこへ行ってしまったのか。まるで見当もつかなかった。誓ったことを思い出しさえしなかったのだ。誰かがアルコールをぼくの前にどんと置いて、ぼくはそれを飲んでいた。（八頁）

そして、『アルコホーリクス・アノニマス』は、自覚さえあれば十分だという意識を持っていたところ、次第にその自覚が心配のし過ぎのように思え、結局は再飲酒に至ってしまった人の経験も紹介している。少し長いが引用しておこう。

　私はあなた方がアルコホリズムについて話してくれたことに、感心しました。けれど正直なところ、自分がまた飲んでしまうとは考えられませんでした。最初の一杯を始めてしまう時の何とも言いようのない狂った考えについての話もとても面白かったんですが、でも知ったからには、まさか自分はそうなるまいとタカをくくっていたんです。……

　そんなことで仕事を続けて、しばらくは何もかもうまくいっていました。酒を断るのも平気だったし。そのうちに自分はもしかすると、大したことでもないのに大げさに考えて、異常に注意深くなっているだけかもしれない、と思い始めました。ある日私はワシントンへ飛んで、官庁に会計報告を提出しました。……体調も良かったし、仕事がうまくいきました。……

　ホテルに帰って、夕食に出かけるのにラフな服に着替えました。ダイニングルームの敷居をまたいだ時、ディナーを楽しみながらカクテルを少し飲むのも悪くないな、という考えが浮かびました。それだけです。ほかには何もなかった。わたしはカクテルと食事を注文しました。それからもう一杯カクテルを注文しました。ディナーの後、散歩することにしました。ホテルに戻ると、寝しなにハイボールを飲むのもいいなと思って、バーに行って一杯飲みました。その夜に何杯かと、明くる朝たくさん飲んだのを覚えています。私はニューヨーク行きの飛行機に乗っていたこと、降り立つと妻ではなく、人のよさそうなタクシーの運転士が迎えてくれたのをかすかに覚えています。その運転士が幾日か面倒をみてくれました。自分がどこへ行ったのか、何をしたのか、何を言ったのかほとんど覚えていません。気がつくと、私は病院に入院していて、心も体も我慢できないほど苦しんでいたのです。

考える力が戻ってくるとすぐ、私はワシントンのあの夜のことを丹念に振り返ってみました。私は油断していたばかりか、最初の一杯に対してまったく抵抗すらしなかった。飲んだらどうなるかなんて思いもしませんでした。……私にアルコホリズムの傾向があるなら、その時と機会は必ずくるし、だから必ずまた飲むだろうと。防御を固めていても、それはある日、酒を一杯飲むための取るに足りない言い訳の前に崩れ去るだろうと言われましたね。まったくそのとおりになってしまって……それどころか私がアルコホリズムについて学んだ知識は、少しも頭をかすめさえしなかった。

（五九ー六一頁）

この人の体験談は重要だと思う。「防御を固めていても」とは、肩に力を入れて、飲んではいけないとの強い意志を持ち続けようとするような方法で回復を図ることを意味しているだろう。アルコール依存症であることを自覚し、我慢を通じて断酒しようとしても、それだけでは立ち直れないということを、この体験談は如実に示している。

必要とされる自覚

『アルコホーリクス・アノニマス』には、「私たちは自分がアルコホーリクであることを心の底から認めなくてはならないことを知った。これが回復の第一ステップである。自分はふつうの酒飲みと同じだという、あるいはいまにそうなれるかもしれないという妄想を、まず徹底的に打ち砕かなくてはならないのだ」とある（四五頁）。

では、自分がアルコール依存症者であることを「心の底から」認めるとは、どういうことだろうか。それには、三つの重要な認識を持つ必要があると思う。すなわち、病気、思考や精神、そして自分自身に対する認識である。この三つの認識は必ずしも一度に得られるものではないが、長期的な回復には必須であろう。

病気に対する認識

まずは、病気自体に対する認識である。すなわち、飲み始めたらコントロールが効かないこと、コントロールの欠如は精神ではなく身体に由来すること、それが治ることはなく必ず進行するのだということ、一切酒を飲まないことが回復の唯一の道だということへの認識である。それは、どうにかすればうまく飲めるようになるといった夢を一切捨て去ることを意味する。飲酒量を制限する試み、コントロールを効かそうとする試みは無意味であり、それらを放棄し、一切飲まずにいるしか道がないと悟ることである。

思考や精神に対する認識

そのうえで、依存症が思考や精神に及ぼす影響を認識する必要がある。つまり、飲酒に対する自己の思考はアルコール依存症の病理自体が作り上げるものであることや、頭の中の自然な成り行きに任せると必ず飲酒につながっていくこと、そしてそうなってしまう原因が病気自体にあることを認識することである。たとえば私の場合は、自分の飲酒を「社交的な性格に由来する」のだと正当化していたこと、あるいは「寝つきを良くするため」などと飲む理由をでっち上げたことなどは病気によるのだと認識する必要があった。自分の頭がそのように飲酒を正当化し、飲酒の理由を作り上げるようになっていることに気づき、そのように思考する頭は決して健全な状態ではないと認識することが必要なのである。

その種の思考が病気の症状であることを認識できれば、それに対する抵抗力は著しく強まる。私は、予備知識があったからだと思うが、自分がアルコール依存症者だということを自分に対して認めた途端に、そういった思いが浮かんでも、「これは病気によるものだ」とすぐに理解でき、それに影響されなくなった。

なお、アルコール依存症が精神や思考に及ぼす影響を認識することは、依存症者が持つ不快な感情——恐怖、苛立ち、後悔、怒り、恨みなど——が飲酒の結果に他ならないと認識することでもある。依存症者がこれらの感情と飲酒の因果関係について勘違いをしていることはよくある。これらの感情が飲酒の結果だとは意識せず、飲酒によってそれを緩和できると考えてしまうのである。ごく短期的にはそうした感情を緩和できるとしても、結局飲酒は、それをさらに募らせるだけである。アルコール依存症者だとの自覚には、そうしたことを意識することが含まれている。

自らに対する認識

第三の認識は多くの場合時間をかけて築いていく必要があるが、大変重要なものだと思う。それは自分自身に対する思いのことである。これを正確に理解すれば、大いに希望が湧いてくる。自分がアルコール依存症者であることを「心の底から」認めることは、自分の振る舞いや抱えている混乱や苦痛の大部分を病気の症状であると認識し、今までとは異なる人生が自分に可能であると知ることを意味する。飲酒のときの自分はありのままの自分ではなく、アルコール依存症という病気に影響された自分であり、これまでの人生はその病気によって支配された人生であって、酒さえ飲まなければ、新たな自分を発見し、新たな人生を切り開く可能性が大いにあるのだという認識である。私の場合、予備知識があったためか、自分がアルコール依存症になっていることが真に腑《ふ》に落ちた途端、酒さえ飲まなければ違う人生を送ることが可能だという思いがすぐに湧いてきて、酒を断つ試みは、それによって支えられた。どのようなアルコール依存症者であっても（そして、もちろん、他の種類の依存症者であっても）、そうした希望に達することができるはずである。だから、自分がアルコール依存症者であると心から認めることは希望に満ちている。この認識を持っていれば、我慢だけでの断酒や、欲求不満を引き起こすような断酒ではなく、希望とやる気が湧いてくるような断酒が可能となる。

多くの場合、そのような認識は一気に生まれるのではなく、徐々に得ていくものである。飲酒に支配されない自分を次第に発見していき、希望も徐々に湧いてくる。アルコール依存症は精神や思考にも、家庭関係を含む人間関係など人生のすべての側面にも影響するので、飲酒から解放されれば、それらすべてが変わっていき、まったく違う人生を送ることが可能になる。

それでも、自覚だけでは十分でない

今紹介した三つの認識が持てたとき、アルコール依存症者の精神状態は大きく変わることがある。これまでの悪循環を抜け出す希望が湧いてくる。そこまでの意識の転換があれば、少なくともしばらくの間は断酒を維持できるようになることはある。

しかし、これほどの大きな転換があっても、それが回復を維持し続けることに十分かというと、必ずしもそうではない。ビル・Wは、シルクワースから身体の病気と最初の一杯につながる思考の問題についての説明を受けた後のことについて次のように述べている。

　アルコホリズムにかかると、ほかのことにはきちんと働く意志の力が、アルコールを撃退するには驚くほど弱くなってしまうのを知って、ぼくは幾らか安心した。何とかしてやめようと思いながら、信じがたい行為をしてしまう自分について説明がついたのだ。自分を知ったからには、意気揚々と出発できる。そうして三、四か月は調子がよかった。ぼくは定期的に街に出て、幾らかの金をもうけさえした。自分を知ること――これこそが答えなのだと思った。

　ところがそうではなかった。また酒に手を出してしまう恐るべき日が来たのだ。ぼくは道徳的にも身体的にも、まるでスキージャンプ台の形のようにあっという間に落下してしまった。まもなくぼくは病院に舞い戻った。（一〇－一一頁。一部修正）

この認識に関しては、「自分を知ったからには、意気揚々と出発できる」という言い方が気になる。

それは、ある程度の自信を示しているのだろうし、その自信は、再び飲酒へと導くアルコール依存症者の思考の巧妙さを過小評価していると言えるかもしれない。しかし、そうは言っても、この引用で述べられている自覚は完璧に近いものである。ビルがその経験から悟ったのは、自覚以上の何かが必要だということだった。

4　思考・生き方の変化

飲まないでいることが大きな労苦を伴ったり、みじめな思いであったりするならば、飲んではいけないとの意識をどれほど持っていても、アルコール依存症者はいずれ飲酒に戻るだろう。しかも、酒をやめている期間が長くなればなるほど、先に紹介した例のように、「そのうちに自分はもしかすると、大したことでもないのに大げさに考えて、異常に注意深くなっているだけかもしれない」と考えやすくなる。そうして、断酒に対する成功自体が安堵感につながり、安堵感が油断につながり、油断が再飲酒につながるという道筋が生まれてくる。我慢で断酒を維持しようとすれば、我慢自体を維持することが必要となるが、うまくいけばいくほど我慢を維持する気持ちは弱くなるだろう。

したがって、本当は飲みたいが我慢しているとの思いを抱いてではなく、酒を飲まない生活からこそ生きがいや幸福感は得られるとの思いから飲まずにいられるようになるのが、ふさわしいあり方だと言える。では、そうした生きがいや幸福感にどのようにして至ることができるだろうか。依存症者の脳においては、依存症の仕組みによって、幸福感と飲酒が、無意識あるいは意識的に結び付いてしまっている。その病理により、幸福感を望むことが、酒への欲求と同一のものになってしまう危険がある。

欲求を満たすことと回復

ここまで、酒をやめるには、飲酒以外によって幸福感や充実感を得ることが必要だと述べてきた。しかし、酒以外の何らかの楽しみで欲求を満たす方法を見つければ十分であるならば、ほとんどのアルコール依存症者は立ち直っているはずである。

しかし、「欲求を満たすこと」、それがすなわち幸福感を得ることであるという考え方は、アルコール依存症者にとっては危険なものなのである。依存症の病理により、欲求を満たすことを目的とする限り、飲酒でそれをかなえようとする思いは常に待ち伏せている。欲求を満たそうとしても無理な場合もあるし、満たすことができても、望んでいた感覚が得られない場合もあるだろう。そうしたときには、飲酒に戻りやすくなってしまう。

そのうえ、仮に、他の方法で欲求を満たすことに成功したとしても、つまり、他のもので満たすことに集中することで実際に断酒を維持できたとしても、それが依存対象の切り替えにとどまってしまう可能性もある。アルコール依存症者が、その依存対象をギャンブル、セックス、オンラインゲームなどに切り替えてしまうことが実際にある。また、これらの依存の間を行き来したり、他の依存症からアルコール依存症になったりすることもある。単に依存対象を切り替えるだけでは、自分の人生を取り戻したことにはならない。

欲求と幸福感

欲求を満たすことを、人生の唯一あるいは主要な目的にすることでは、アルコール依存症者でなくても、充実した人生は得られないだろう。

人間が持つさまざまな欲求には、それぞれ人生において果たす役割があり、それを満たすのも大切なことである。三大欲求と言われる食欲、性欲、睡眠欲から、他者と親しむことや社会において認められるといったことまで、人間は、さまざまな欲求が満たされることで、生存と人間らしい生活に導かれる。必要なものであるからこそ、進化の過程において人間に欲求が備わったに違いない。そして、人間にとって重要なものであるからこそ、それが満たされるときに満足感を得るのである。その満足感が強い快感や快楽を伴うこともある。

人間を健全な生活に導くものである分においては、それらの欲求に問題はない。しかし、その欲求が本来果たす役割から離れて、欲求を満たすことに伴う快感や快楽自体が目的となれば、それは自己中心的な生き方を招来し、問題を生む可能性がある。欲しいものをどれだけ得ているか、周囲から望む扱いをどれだけ得ているか、そうしたことを常に最重視するようになってしまうのである。

しかし、人間の真の幸せや充実は、得ることより、与えること、貢献することによって得られる。根本において、受動的に生きるか、能動的に生きるかということが肝心である。本来健全な役割を果たす人間の欲求を度を越して満たそうとしたり、あるいは不健全なもの（過度の飲酒、薬物など）でそれを満たそうとしたりすると、一時的な満足や快楽のためにそれなりの代価を払うことになる。それは、アルコール依存症者でない人の場合でもそうである。アルコール依存症者にとっては、そうした考えや生き方は、飲酒へと導く頭の病理に付け込む隙《すき》を与えることになるので、きわめて危険である。

飲酒から立ち直るために、アルコール依存症者が幸福感を持つのは大切だが、その幸福感は、自分の欲求を満たそうとするばかりの生き方からではなく、それとは別の方法から得られるものでなければならない。

不快な感情

アルコール依存症者の心には、幸福感を破壊する感情が必ずある。恐怖、苛立ち、後悔、怒り、恨み——それらが典型的なものである。依存症が進むにつれ、これらの感情は増していく。飲酒によってそうした感情が引き起こされるのだが、因果関係を履《は》き違えている依存症者には、それが飲む理由となってしまう。恐怖感を和らげるために飲むことがある。後悔——仮に飲酒による失敗に関するものであっても——も、飲む理由となる。恨みが原因で「飲んでやる」という気持ちに陥ることもある。結局これらの感情は、アルコール依存症の悪循環の一部をなすこととなるのである。つまり、そうした感情が飲む理由となって飲酒を促し、その飲酒によってその感情はさらにひどくなっていく。

すでに述べたとおり、アルコール依存症者の人生に起きているさまざまなことで、そうした不快な感情が増していく。アルコール依存症は、健康と精神状態、そして家族や職場といった周囲との関係も破壊していく。そこから恐怖や後悔の念が生じる。そして、さまざまな不幸の真の原因が、自分にではなく周囲にあると考えてしまうため、怒りや恨みを抱くようになる。飲酒をとがめる人、飲酒の問題に対して助けようとする人に、恐怖、怒り、恨みを抱くこともある。その結果、人間関係がいっそう悪くなり、後悔も孤立感も深まっていく。そうした意味においては、アルコール依存症者が抱く恐怖、後悔、恨みなどは、自分自身の振る舞いから生じている。

しかし同時に、そうした感情には、アルコールが脳の報酬系に及ぼす影響に由来する面もあることはすでに述べたとおりである。つまり、病気自体がこれらの不快な感情を生み出してもいる。アルコール依存症者の脳はアルコールを要求するが、それは不快な感情が湧き出すという形を取る。したがって、アルコール依存症者のそうした感情は、依存症者ではない人たちには想像しがたいほど強いのである。

不快な感情への対策

こうした不快な感情への対策は当然必要である。しかし、その対策がただ単に緩和の手段を求めるだけのことであるならば、酒以外の別のもので欲求を満たすのと同じことになる。つまり、依存対象の切り替えに過ぎなくなる可能性が高い。加えて、緩和手段として酒以外のものを選ぶようどんなに意識しても、飲酒こそ不快な感情を緩和する最適な手段だとの理屈を依存症の病理は常に作り出そうとするため、いずれは再飲酒につながってしまう可能性もまた高い。

欲求、不快な感情、そして依存症の病理

酒ではなく別のもので不快な感情を緩和しようとすることは、依存症の病理についての十分な理解に基づいたものではない。依存症者が感じる欲求や不快な感情は、アルコールが脳の報酬系にもたらす効果に大きく影響されており、したがってこれらの欲求を満たしたり不快な感情を緩和したりすることに

終始するような対応では、最終的な断酒は期待できない。

欲求を満たそうとする生き方と同じく、アルコール依存症者でなくとも、不快な感情をただ緩和しようとするだけならば、自分のことにとらわれた受動的な、孤立した生き方になる。それは、自分が他の人たちに何をしているか、どのように影響しているかを見ようとせず、自分にどのような影響がもたらされているか、自分がどのような境遇を得ているかを中心に据えることである。おそらく、どんな人間にとっても、自分の周囲を変えることよりも、自分自身を変えることによって幸福を得ようとするほうが、成功の確率は高い。アルコール依存症者にとって、このことは死活問題である。

欲求と同じく、後悔や怒りといった不快な感情を人間が進化の過程で覚えるようになったのは、それらの感情が人間の生存と人間らしい生活に重要な役割を果たしていることを意味しているのだろう。それは、生存や暮らしにとって有利な振る舞いやあり方へと人間を導くものだったはずである。もちろん、それらの感情にそのまま流されるという意味ではない。ただ流されるのなら、新たな後悔を生むだけのことである。しかし、本来それらの感情は、最終的に人間のためになるものであるはずである。今の時代において、それらの感情を酒やその他の刺激によって紛らわせるようになったことには、逆にマイナスの側面があるかもしれない。むしろそれらの感情を味わうことで、何かしらを学ぶべきなのかもしれない。

欲求を満たしたり、不快な感情をなくしたり和らげたりして幸福感を得ようとするのではなく、今までとは異なる考え方や生き方を身に着ける努力が求められる。それは多くのアルコール依存症者にとって、生き方における一八〇度の方向転換を意味し、達成は容易ではない。では、どうすればそれが可能となるのであろうか。ＡＡを誕生させた三人のアルコール依存症者の経験にそれを見ていきたい。

5　ＡＡの誕生過程

このテーマに入る前に、一つのことを断わっておく。ＡＡの誕生から、すでに八十年以上が経っている。その年月に積まれた経験は、神を信じなくても宗教を持たなくても、考えや生き方の転換は十分可能であることを証明している。実際、神を信じない人、宗教を持たない人がたくさん立ち直っている。しかし、ＡＡの誕生以前や、それが生まれようとしていた時代においては、回復に必要な転換を達成するには、価値観、考え方、感じ方のすべてを変える宗教体験や神体験以外に、ほとんど道はなかっただろう。実際、ＡＡはそのような体験から生まれている。ＡＡの文献に宗教的な用語が頻繁に用いられるのは、そのような歴史を背景に持つがゆえのことである。

カール・ユングに遡る始まり

始まりは一九三一年のことであった。ローランド・Ｈというアメリカ人がアルコール依存症からの回復を求め、ユング心理学と呼ばれる分析心理学を創始したことで知られるスイス人の精神科医カール・グスタフ・ユングの治療にかかった。ローランドは有能な実業家だったが、アルコール依存症のために何年も苦しみ、ありとあらゆるところで治療を求めたが、最終的にユングと出会い、一年にわたってその治療を受けた。そして、「身体も心もかつてなく良好だった。……再発などあり得ないと信じていた」

（三九頁）。しかし、間もなく再発してしまったのである。そこで、

彼は、尊敬していた医師のところに戻って、なぜ自分は回復できないのか単刀直入に尋ねた。……彼は医師に、なにもかも本当のことを話してくれるようにと頼み、医師はそうした。医師の判断は、彼はまったく治る見込みがなく、絶対に社会的地位を取り戻すこともなく、もし長生きしたければ、監禁生活か、護衛を雇わなければならないだろう、ということだった。……医師は言った。「君の頭は慢性的なアル中の頭だ。君のような状態になった人で、これまで回復した人は一人も見たことがない」。……彼は医師に「例外は一つもないのですか」と尋ねた。「ある」と医師は答えた。「君のようなケースでの例外は、ずっと以前からあった。ときどき、あちこちの場所で、アルコホーリクがいわゆる決定的な霊的体験を経験している。ふつうとは言えない現象なのだが。それはいままでの情緒が大きく変わって、新しくなるといったことのようだ。ずっと持っていた人生への考えや情緒や態度が突然取り除かれて、それに代わる新しい考えと、生きていく動機が支配し始める」。（三九－四一頁）

ローランドは、自分が教会の熱心な信者だということを思い起こし、多少ほっとした。だがユングに、そうした信念が必ずしも「決定的な霊的経験」をもたらすとは限らないと言われ、希望を砕かれてしまう。

ユングが最終的にローランドに勧めたことは、「宗教的な環境に自分を置く」ということだった。そうすることによって、必要な霊的体験を得ることができるかもしれないということだった（このことは、AAの誕生の後にビル・Wとユングが交わした手紙で明確にされている。"The History of Alcoholics Anonymous: C. G. Jung / Bill W. Letters"）。

オックスフォード・グループ運動

ローランドは、その当時のオックスフォード・グループ運動に参加するようになった。オックスフォード・グループ運動とは初期のキリスト教の姿を取り戻そうとする、キリスト教の超宗派的な運動で、ヨーロッパから始まり、米国にも伝わっていた。

ローランドがオックスフォード・グループ運動でどのような体験をしたかについては間接的な情報しかないが、オックスフォード・グループ運動は、自分自身を誠実に見つめ、自分が傷つけてきた人たちへの謝罪を含めた埋め合わせをし、瞑想《めいそう》や黙想並びに人の手助けを中心にする生き方を目指す運動だった。ローランドはそこで断酒の維持に成功し、自分と同じくアルコール依存症から立ち直ろうとしている人たちがそこにいたので、そうした人びとと特に交流するようになった。人の手助けについては、アルコール依存症者への働きかけを中心にした。

エビー・Tの回復

ローランドと出逢って立ち直ったアルコール依存症者に、エビー・Tという人がいる。彼はもともと裕福な家庭の出身だったが、長年の激しい飲酒で精神病院への入退院を繰り返すようになり、刑務所にも何度も入れられた。そうした中で、ローランドからオックスフォード・グループ運動を紹介され、酒から立ち直って、ローランドやその仲間とともに活動を始めた（しかし残念なことに、エビーの場合、それは一時的な回復に過ぎなかった）。

エビーとビル・W

エビーはビル・Wの長年の友人でもあった。ビルも飲酒のために仕事を失い、孤立し、入退院を繰り返していた。シルクワース博士との交流によってアルコール依存症が身体の病気であることをすでに知ってはいたが、その認識を持っていれば立ち直れるとの夢は破綻して久しかった。精神病院に閉じ込められる寸前であった。

そうした状態であった彼に、エビーから「会いに行ってもいいか」との電話がかかる。懐かしい飲み仲間と一緒に飲んで孤立感を払拭できると思いビルは喜んだ。そのときのエビーの訪問について、ビルは次のように述べている。

ぼくは、テーブル越しに友人のほうへグラスを差し出した。彼は要らないと言う。がっかりしたが、好奇心にもかられた。この男に何が起こったのか……。彼は別人のようだったのだ。

「いったいどうしたっていうんだい」ぼくは不審をかくさずに言った。

彼はぼくをじっと見つめ、簡潔に、微笑《ほほえ》みながら言った。「信仰を持ったんだ」。

ぼくは仰天した。そうか、去年の夏は気が狂ったアル中だったかと思えば、今度は宗教にイカレちまったか。彼は星のようにきらきら光る目をしていた。そうか、この古き友人はまたとんでもないことに情熱を燃やしているんだな。それならそれで、わめかせておけばいいさ。ぼくのジンのほうが彼の説教より長持ちしそうだし。

だが彼は、説教に雄弁をふるうようなことは全くしなかった。ある日二人の男（引用者注：ローランド・Hとその仲間一人）が裁判所に現れて、この友人の刑の執行を猶予するように判事を説得してくれたことを、彼は淡々と語った。その男たちは、簡単な宗教的な考えと実践的な行動のプログラムを友人に語ったらしい。二か月前のことだった。その結果は彼を見れば明らかだった。プログラムはうまくいったのだ。（一三－一四頁）

ビル・Wの回復

ビルはそれで納得したわけではない。神や宗教に対する抵抗感が強かったからである。しかし、その後もう一度入院している間に彼は思い始めた。癌や結核なら、どんな治療でもいいから治せというだろう。それならば、アルコール依存症という病気に対して、一つの治療法である神を信じることをどうして拒むのか――。そして、地球の片隅しか知らない自分は神が存在しないことをどうして断定できるのかと疑問に思い始め、自分の不信には根拠がないという考えに至った。そして、神に助けを求めた。本人にしかわからない体験だろうが、神の存在を実感し、それは彼の感じ方や考え方を一変させる大きな変化となった。
その体験からビルの回復は始まる。一九三四年末のことだった。そのときから最期を迎える一九七一年まで、ビルが酒を飲むことはなかった。

回復直後のビルの試み

ビルはエビーから、いわゆる霊的体験の重要性だけでなく、他者の手助け、特にアルコール依存症者への手助けの重要性についても伝えられた。そして、最後の入院から退院した後、ビルはそれに取り組んだ。

妻とぼくは、ほかのアルコホーリクたちが解決を見つけ出せるよう手助けしようという考えに熱中して、それに没頭した。……ぼくは当時あまりいい状態ではなく、自分を哀れむ気持ちと恨みの感情に悩まされていた。そのために、もうちょっとでまた飲んでしまいそうなところまで行ったが、別の方法が全部だめでも、誰かほかのアルコホーリクと一緒に自分たちの問題に取り組んでいるかぎり、その日一日は大丈夫であることがまもなくわかった。ぼくはよく絶望のうちに、自分がむかし通った病院へ足を運んだ。ところが、そこに入っている誰かと話をしていると、驚かされることに、気分がよくなってきて、もう一度地に足をつけることができた。(二二－二三頁)

挫折と断念

しかし、ビルのこの努力によって立ち直るアルコール依存症者はいなかった。自らの霊的体験を語ろうとすると、彼自身がエビーを愚弄《ぐろう》したように、彼もまた愚弄された。他の依存症者を助けようとしている間に、「できたのは自分自身がどうにか飲まずに過ごせたということだけだった」（xx頁）。そこでビルは、他のアルコール依存症者を助けようとする試みを断念した。

何が不可欠であるかを悟る

そのころビルは、仕事のチャンスが回ってきたため、オハイオ州のアクロン市に向かうことになった。そこに四か月ぐらい滞在したところで、仕事がうまくいかなかった挫折感もあって、酒を飲みたいという強い衝動に襲われた。元に戻ってしまうことへの強烈な恐怖との葛藤の中、彼は他の依存症者を助けようとしていたときには飲みたい衝動を感じることがなかったことを思い出した。この危機を乗り越えるためには、他のアルコール依存症者を助けようとしなければならない――、そう悟った。

そうした思いで、ある教会に連絡を取った。その教会から紹介され、もう一人のＡＡ創始者ドクター・ボブと出逢った。この二人の出逢いがＡＡの始まりとされている。このとき、ビルは、他者への手助けの重要性を悟るまでの自分の経験を話したのである。それをきっかけとして彼は飲みたい衝動から解放された。またドクター・ボブも、その後一回だけ飲酒に戻りはしたが、この出逢いをきっかけに回復した。

ＡＡと宗教

ローランドの経験からＡＡの二人の創始者の出逢いまでには、宗教体験、霊的体験、神体験といったものが大きな役割を果たしている。したがって、ＡＡの文献には宗教的な語り方が多く取り入れられることとなった。

しかし、現在に至る八十余年のＡＡの経験は、そうした体験を経ずとも回復は可能であることを確かに教えてくれる。アルコール依存症からの立ち直りに、神を信じることや、宗教を持つことは必ずしも必要ではない。神を信じない人、宗教を持たない人が、ＡＡではたくさん立ち直っている。さらに、ビルのような、一瞬にしてそれまでの考えや感じ方が変化するといった経験が必要なわけでもない。ほとんどの人は、徐々に転換していく。

ちなみに、ＡＡを参考に一九五〇年代に作られた日本の断酒会では、日本人に馴染《なじ》みやすいよう、宗教用語は用いられない。

回復の条件

しかし同時に、ローランド、エビー、及びビルの経験が示しているように、アルコール依存症に対する自覚だけでは十分でなく、飲まないと強く決心したり、我慢でやめようとしたりすることでも十分ではない。自分のことにとらわれず、欲求、恐怖、自己憐憫《れんびん》、恨みなどに左右されない生き方を見つける必要がある。

何もアルコール依存症者に限らず、人は辛い思いをしているときには、そこから抜け出そうとする。

精神的な苦痛がある場合、その原因となっている不快な感情を克服しようとし、慰めや安心感を得ようとする。感情や気分がよくなれば、よりよい生き方ができ、行動を改めることができると、人は普通考えるだろう。

しかし、ローランド、エビー、ビルの経験はその逆、つまり、先に行動を改める必要があることを示している。今までの精神状態を変えることで自分の生き方を変えるのではなく、生き方を変えることで精神状態を変えるということである。ユングは「ずっと持っていた人生への考えや情緒や態度が突然取り除かれ」ると言ったが、それは感情が即座に楽になるというよりも、今までとは異なった生きる基盤を見つけることを意味する。感情面で楽になることを先に求め、それを確保したうえで「善い」と思われる行動を取ろうとするような考えではなく、「善い生き方」を先に目指すことで不快な感情を取り除くという考え方へ根本的に変化することが求められる。ビルらが他のアルコール依存症者の手助けに動き出したことで自らの回復を確立したように、人間は行動によって変わり始めるのである。

目的と実り

人生において目的、目標とされるものは、普通それ自体を目指して努力することで得られる。学業や仕事のうえでの成功などは、その端的な例である。

しかし、直接目指しても得ることができず、他のことの達成によって間接的に得られるものもある。たとえば、良い人間関係は、それ自体を目指すというよりも、他者に対する誠実さや思いやりを心がけることで得られるだろう。同じように、アルコール依存症からの回復は、酒を飲まないことに懸命になることよりも、酒を必要としない生き方を身に着けることで達成できる。

アルコール依存症からの回復は、我慢や、辛い感情をなくすことや、安楽、安定、良い気分を得たりすることでは成し得ない。それは、生き方や価値基準の転換、すなわち行動面での変化を実現することで成されるものである。生き方に対する基本的な考え方を変えることで、自分の欲求、欲望、感情へのとらわれから解放され、その結果として、精神の安定、充実感、幸福感を得るのである。

達成より方向性

ただし、ここで重要なことがある。無我無欲の生活を達成しなければアルコール依存症からは立ち直れないと言いたいのではない。達成ではなく、ただそれに向かって行こうとする決心によって回復は十分に得られるのである。『アルコホーリクス・アノニマス』は、回復の基盤となる生き方について、次のように述べている。

私たちの誰一人として、これらの原理を完全に実行できたという人はいないのだ。私たちは聖人ではない。大切なのは、私たちが霊的な路線に沿って成長したいと願っていることである。ここに掲げた原理は成長への道標《みちしるべ》だ。私たちは霊的な完成をではなく、霊的な成長を求めているのである。

（八六－八七頁）

まとめ

アルコール依存症から立ち直るのに何が必要なのかについては、特にビルの経験がよく示していると思う。

まず、シルクワース博士との出逢いにより、ビルは、アルコール依存症が身体の病気であることを知り、飲酒をコントロールできないのは、道徳的欠陥や精神的な弱さによるのではないことを知った。この自覚は大切である。それだけでは立ち直れなかったが、それでも、その自覚は出発点として必要不可欠だった。

次に、ビルは、自分の考え方やものの感じ方が大きく変わる体験をし、そのときは、それまでとは異なった生きる基準を見つけて、飲みたいとの思いや衝動から解放された。一時的にはこれで酒をやめることができたが、しかしこれをもってしても、長期にわたる断酒は維持できなかった。

そこで彼はさらに、他のアルコール依存症者を手助けすることの大切さを悟り、苦しむ人に手を差し伸べ、仲間と一緒に立ち直っていく大切さを知ったのである。

自分自身のアルコール依存症に対する自覚、今までとは異なった生きる基準の発見、そして他のアルコール依存症者との関わり（まだ酒を飲んでいる人への手助けと回復に努めている人との交流を含む）という三つが、アルコール依存症からの回復の道である。これは、長年のＡＡの経験から裏づけられている。

6　私自身の回復

さて、回復への道をさらにわかりやすく説明するために、次に私自身の回復過程について述べよう。しかし、それにあたっては、二つの点についてお断わりしておく。

異例の側面

私の回復には例外的な側面がある。立ち直っていく多くのアルコール依存症者は、最後のほうの飲酒から最も苦痛を受け、その苦痛自体が飲酒の問題に向き合おうとするきっかけとなるが、私の場合は、飲酒をやめる五か月前が最も苦痛を感じる時期で、そのときに得たあるひらめきで考えが変わった。飲酒自体はやめず、量や頻度はむしろ増えたかもしれないが、以前にはあった精神的苦痛がかなり解消され、最後の五か月はそれほど辛い体験をしていない。実は、これはきわめて珍しいことで、他に例を知らない。

宗教の関係

もう一つの点は、私の回復には信仰が関係していたことである。ビルのような、突然神の存在を実感するような体験こそなかったが、それまでずっと違和感を覚えていた信仰に対してまったく異なった捉え方ができるようになり、それが私の人生の転換点となった。

何回も繰り返しているように、信仰も宗教も持たずに回復する人は数多くいる。ローランド、エビー、ビルの回復が宗教休験から始まったことを述べ、さらに自分の回復にもそういった側面があったと述べれば、回復にはそうした体験が不可欠なのだという印象を読者に与えるかもしれない。しかし実際は、そのような体験なしに立ち直っている人は大勢いる。私の経験においては、希望が湧いてきたことが決定的だった。宗教的なひらめきから私はそれを得たが、宗教を持たない、神を信じないアルコール依存症者でも、同じ希望を見いだすことはできる。それが一番見いだせるのは、すでに立ち直っているアルコール依存症者との出逢いにおいてである。自分と同じ病気を持っている人たちが特定の原理に基づいて生きることで立ち直っているのを見れば、自分にもそれが可能だという希望が芽生え、大いに力付けられる。

では、私の回復について述べよう。

当時の心境

キリスト教の中で育ち、その影響を受けていたからだろうが、私には小さいときから、人のため、また社会のために役立つ人間になりたいとの思いがあった。職業としてそれができる道を目指したが、飲酒がひどくなるにつれ、自分はそのような仕事に適していないと感じるようになっていた。そのときには自分がアルコール依存症者であるとはまったく認めていなかったが、生活が乱れ、まったくコントロールできずにいることは痛いほどわかっていた。朝起きて、「今日は○○をする」と決心しても、それを実際に行なう保証はまったくなかった。自分自身が今日という日の間に何をするかまったく予想できなかったため、毎日が恐怖だった。それは、前述した口頭試験に落ちたころ、特に強かった。

孤立感、自信の欠如

この当時、相変わらず、自分の飲酒は「社交的な性格」のためだと考えたり、悪い感情や振る舞いは、育ちのせいだと片付けたりしていたが、飲酒の最後の一年間には、飲み仲間以外のほとんどの人間関係は崩壊していた（少なくとも、自分ではそう感じていた）。約束を守らない、あてにならない奴だと見られ、私にだまされたとか裏切られたと感じている人もいて、私は孤立感を深めていた。

アルコール依存症にはなっていないとの自信は持っていた。しかし、その自信によって、自分自身を信頼できるようにはならなかった。むしろ、その逆である。そもそも、アルコール依存症になりたくないと思っていたのは、父親と同じ轍を踏みたくなかったからである。しかし、父親のような依存症者ではないという自信はあっても、それによって同じ轍を踏むことを回避できているとの思いはなかった。暴力を振るうことはなかった。しかし、それを除けば、私の人生が彼の人生とは異なったものであるとの自信はまったくなかった。孤立し、信頼されずにいた。「哀れに思う」という人すらいた。依存症にこそなっていなくとも、結局は父親とさほど変わらない人間になっている――そんなふうに思っていた。

心理学教師への相談

シカゴでの院生時代、非常勤で大学院に教えに来ていた心理学者と知り合った。彼は私を好意的に見てくれたので信頼を寄せていた。

その後、ワシントン滞在の三年目に、それまで考えていた職業を諦めようかと考え、シカゴの彼のもとに何度か相談に行った。最初彼は励ましてくれたので、少し自信を取り戻した。しかし、間もなく彼は、私は約束一つ守れないまったく頼りない人間だと呆れ、その職業を諦めるべきだと助言するようになった。そしてついには、何も言うことを聞かず、約束も守らないのだから話しても無駄だと、追い返されてしまった。

しかし、その際に、一つだけ大切なことを教えてくれた。彼は、私の父親がアルコール依存症であることは知っていた。しかし、私自身の飲酒は見ていない。だから、どこかからそれについて聞いていたのかもしれない。あるいは、ただ単に悟ったのかもしれない。彼は私に言った。「自分がアルコール依存症になっているかどうかを知りたいなら、試す方法がある」と。それは、二週間にわたって毎日きっかり二杯だけで飲酒を切り上げるという方法だった。二杯だけできっぱりやめられればアルコール依存症者ではない。しかし、一回でもそれを超えたならばアルコール依存症者である、ということだった。

私は、それを確かに筋の通った方法だと思った。自分の意志できっぱりやめること、それこそアルコール依存症者にとって最も不可能なことである。依存症者は、飲まずにはいられる。何年間も禁酒を守る人もいる。二十五年も飲まずにいたアルコール依存症者の体験を先に紹介した。私自身も、酒に依存していないことを自分に証明するため、六か月の断酒を試みたことがある。そのときは三週間しかもたなかったが、三週間は飲まずにいられた。したがって、飲まずにいられることはアルコール依存症者でない証拠にはならない。しかし、飲み始めてから適度な頃合いできっぱりやめること、さらにそれを何度もできること、それはアルコール依存症者ではないことの確実な証明になる。依存症の進行の度合いによっては、節度を持って飲めることもあったりするので、一回や二回程度では十分な実証にならないが、さすがに、二週間にわたって毎日きっぱり二杯でやめられれば依存症者ではない。それは完璧な実験だと思った。

実験を行なう決意

しかしそこで、「自分はアルコール依存症者かもしれない、試してみよう」と即座に考えたわけではない。当時、ひどく自信をなくしてはいたが、アルコール依存症ではないということだけには自信があった。私が人生においてまず目指してきたことは、アルコール依存症者にならないことだった。そして、それができているとの自負心を持っていた。朝からは飲まないし、一人では飲まないでいるつもりでいた。それに、その一年前に、三か月のインターンシップを経験して大変充実感を得ており、ほとんど酒を飲まずにいた時期があって、その記憶がまだ鮮明に残っていた。それも自分がアルコール依存症ではないことの証拠だと思えていた。

心理学の教師から実験を勧められたとき、お前はアルコール依存症者なのではとほのめかされていると感じ憤慨した。だからこそ実験を行なうと決めた。依存症になっているかどうかを確認するためではなく、あっさり実験に成功して、「あなたは間違っていた。私はアルコール依存症者ではない」と、その教師に言い返すつもりだった。

鉄橋の下でのひらめき

しかし、それを実施する前に、人生に大きく影響するもう一つの体験があった。それは、シカゴのその心理学の教師の家から追い返された翌日、ワシントンへと戻る途中に起きた。

心理学教師の家から追い返された後、目指す職業を諦めるしかないと結論して、これから何をするかの思いがまったくないままワシントンに向かった。お金が全然なく、ヒッチハイクで旅していたのだが、途中、ハリケーンの影響による大雨に出くわし、人里離れた鉄橋の下に一晩避難することになった。

夏だったので寒くはなかったし、風雨からも守られていた。小さなときから野宿が好きだったので、何も苦ではなく、十七時間ぐらい雨がやむのを待っていた。酒はもちろん持っていなかったし、数日前から飲んでいなかったので完全に酒は切れていた。

暇をつぶしている間に、これまで自分が教わってきたキリスト教について考え始めた。それまでに、キリスト教は実に排他的で独善的な宗教だと考えるようになっていた。また以前から、神は人間が掟をきちんと守らなければ永遠の罰を与えるような怖い存在だと教えられてもいたので、キリスト教に対して強い違和感を覚えてもいた。

そのとき考えていたのは、聖書によれば神は愛の神であるはずだが、排他的で罪を罰するような神は愛の神だとは思えないということだった。神は、人間が天国に値するか地獄に値するかを試すために掟を与えていると教わってきたが、人間の間のことで考えるならば、「試すこと」と「愛すること」とは矛盾する事柄なのではないか。恋人同士が試し合うようになれば、当然別れてしまうだろう。夫婦が試し合えば、結婚生活は破綻するだろう。それならば、愛である神が人間を試すはずがない。愛の神ならば、それはあり得ない――、そう思った。親や先生ならば、子どもの成長を考え何かしらの試練を与えることはあるだろう。しかし、受け入れるか排斥するかを決めるような試練を、愛する者に課したりはしないはずである。

しかし、試すためでないのなら、なぜ神は掟を作ったのだろうか。

この問いへの回答は、当時の私にとって難しいことではなかった。二十五歳だった私は、それまでひたすら「自分自身の思い」だけに従ってベストを尽くして生きていた。しかし、人生はどうにもならなくなっていた。もし愛の神が存在し、人間に掟を与えているのであれば、それは人間を真の幸福へと導くためであるはずで、死後の天国や地獄が目的であるはずはない。この世での、人間にとっての一番良い生き方を示すもの、それこそが掟であるはずだ――、そう思った。掟、あるいはキリストが教える誠実さと愛の生き方は、人間を試すためのものではなく、幸福へと導くためのものだと考えるならば、それへの思いはまったく変わってくる、そのような思いが自分の中に芽生えた。

希望

そこに、ビルのような、神を実感するほどの経験はなかった。神の存在に関する結論を出すようなことさえなかった。しかし、どのように生きれば自分は良くなるかということが、心の中で形を取り始めた。その影響は大変大きかった。聖書が教える誠実さと愛の生き方の実践に努めれば、自分の人生は良くなるだろうと悟ったのである。

ユングはアルコール依存症の実業家に、宗教的信念は「決定的な霊的経験を必ずもたらすとはかぎらない」（四一頁）と言ったし、『アルコホーリクス・アノニマス』も、「よい道徳や人生哲学があれば飲酒の問題が克服できるというのであれば、私たちはずっと昔に回復していたはずである。けれども、道徳や哲学にどんなに真剣に取り組んでも、助からなかった」と述べている（六六頁）。私にしても、この鉄橋の下でのひらめきの前後で、神の存在に対する疑いには何ら変化もなかったし、何が良くて何が悪いのか、人はどう生きるべきか、逆にどのような振る舞いを慎むべきかについても、何ら回答を得てはいなかった。その体験によって、自分の行動にこれという明確な変化が起きたわけでもない。しかし、それまで義務や無理な理想だと捉えていた生き方を、それこそ自分が具体的に救われるための生き方なのかもしれないと感じ始めたのである。それが希望になった。

希望が決め手

ＡＡの長年の経験が示すものとして、誠実であることや他者に手を貸すといった生き方を達成できなくても、それに向かっての努力だけで、回復は十分可能であることはすでに述べたが、その理由はここにあると思う。私自身に変化をもたらしたのは、一つの生き方について、そこに希望――自分が抱えている深刻な問題に関するきわめて具体的な希望――があると見いだし得たことだと思う。決定的な変化をもたらすのは、その道をどこまで進んできたかということではなく、その道にどれほどの希望を見いだしているかなのだ。その希望こそが、アルコール依存症者の心に変化をもたらす。そしてさらに、その希望に伴う、生き方へのやる気である。そのようにして得られる回復は、我慢しながらの回復とは天地の差がある。

そのひらめきの直後から、それまでとは異なる気持ちを持つに至った。まだ、行動の面では、意識できるほどの変化はなかったが、行動から自分自身が変わっていくとの気づきはあった。それまでは精神的苦痛をどのように取り除くかということばかり考えていたが、その気づきによってそれが、どう生きるのかという考えに切り替わった。それによって新たな希望が湧き、その希望が人生を変えてくれた。

飲酒に関する自覚はなかったから、それをやめるようなことは考えもしなかった。しかし、大事なことに自分が気づいたとの自信はあったし、人生が変わる可能性があるとも感じ始めていた。希望していた職業をそのまま目指すことに決めた。また、飲酒を続けていても、孤立感からはかなり解放され、人間関係に問題が生じるようなことも起きなかった。とにかく意識できる限りにおいては、振る舞いには何ら明確な変化がなかったにもかかわらず、人間関係に問題が生じなくなったのは、気持ちの変化によって、私の雰囲気が変わっていたからだと思う。

実験の試み

そのひらめきを得てから二週間後、米国での勉強の期間が終わり、六か月ほど故郷のオーストラリアに滞在することとなった。故郷での滞在の二週間目に、以前に心理学の教師から勧められた実験を実施してみた。

一日目に、飲み屋に行ってビールを注文した。それを飲み、さらにもう一杯注文して飲んだ。実験に成功するにはここでやめなければならない。しかし、やめることはなかった。実験は明日からだと決めて、飲み続けたのである。それを実験の失敗であるとは認めなかった。単に実施を延期しただけだと考えたのである。

翌日もう一度飲み屋に行ったが、結局同じことになった。その日にちまで正確に記憶しているのだが、最初の実験は、一九七二年七月二十四日のことだった。そして、十月の終わりころまで、何度も実験を試みた。二杯で切り上げることを数日続けられることはあった。しかし、二週間はおろか、一週間でさえそれを継続することはできなかった。そしてその際には、失敗ではなく実験を延期しただけだという言い訳を、必ず自分に対してしていた。

とはいえ、さすがに三か月もの間何度も試みて、常に途中でやめてしまっていたのだから、自分にはできないのだと認めざるを得なかった。しかし、それでもまだ、自分がアルコール依存症だと認めたのではなく、前から重宝していた理屈、すなわち、社交的であるがゆえに、相手に付き合ってしまって二杯でやめることができないという言い訳を頼りにして、このような実験は私には適していないのだと決めつけ、できなかったことを気にせず、成功せぬまま実験をやめてしまった。

最後の一か月

そして、十一月に入った。実験に成功しなかったことは、うっすらと頭に残っていたかもしれない。少なくとも、鉄橋の下でのひらめきから湧いてきた希望が薄れてきていることは意識していた。就職先はすでに決まっていたが、まだ正式に仕事を始めてはいなかった。しかし、手伝い程度の仕事を任されることはあったので、その日のうちに果たすべきことを終えないうちは、決して酒を飲まないと心に決めていた。にもかかわらず、十一月の間にその決心を破って飲むことが三回ほどあった。量は少なかったし、問題を起こしたわけでもないが、わずか四か月前の決心にもかかわらずすでに禁を破っている自分に対して、将来どうなるかと不安を抱くようになった。

最後の飲酒

そして、迎えた十一月二十九日のことである。午後四時ごろ、友人宅を訪れ、ビールを一杯飲んだ。そして、「今日はこの一杯だけにする」と決めた。たった一日であっても、一杯だけで切り上げることができれば、依存症者ではないことの証拠になる、そう勝手に決めた。

そこで、その友人の家を離れ、酒を一切飲まず、家に酒を置くこともない友人のところへ行った。すると彼に、「お前が来てちょうど良かった。ビールをもらっちゃったんだ。あげるよ」と言われた。もらったのは缶ビール六本だった。私はそれを飲んだ。

それから家に帰った。家に着いたのは午後六時少し前のこと。その日は総選挙の数日前で、選挙区の上院議員が村の唯一の集会場だった飲み屋で村民と話していることを父から聞き、その議員は自分が支持する政党の党員だったので、応援するため、その飲み屋に向かった。そしてもちろん、そこでも飲んだ。

結局、午後四時に一杯だけでその日は切り上げると決心していた私は、日付を越えて一時まで飲み続けた。

自覚

翌朝、いつもの自分のパターンならば、飲み続けたことへの説明はいくらでも捻《ひね》り出せただろう。酒を飲まない友人がたまたまビールを貰っていることは予想できることではなかった。上院議員が農村に来ることは、一杯だけにすると決心したときにはまったく知らなかった。だから「社交的な性格」という頼りの言い訳を大いに使える状況だったのである。

しかし、なぜか、そうした言い訳はまったく頭に浮かばなかった。逆に目覚めた途端に、一杯だけにすることを四時に決心して飲んだのに九時間も飲み続けたことは、飲酒をコントロールできていないこと、すなわち自分はアルコール依存症者であることを意味するのだとの思いだけが浮かんできた。

目からうろこが落ちるがごとく、自分がアルコール依存症になっていることがはっきり見えたとき——依存症についての予備知識が功を奏したに違いないが——酒さえ飲まなければ大丈夫だと、ほっとするような思いが湧いてきた。その日一日、大きな不安から解放されて体が軽くなったような気持ちだった。もう酒は飲まない——、そうすぐさま決心した。そしてその日以後、今に至るまで、一度たりとも酒を口にしたことはない。

それまで毎回巧みに言い訳を作り出していた自分の頭が、どうしてそのときには、自分が依存症であることをそれほど素直に認めることができたのか、それについて完全に説明することは今でもできない。かつて試験前日に寝つきをよくするために飲み始めて一晩中飲んだときに比べて、特別甚《はなは》だしいコントロールの喪失があったわけではないのだから、言い訳次第でどうにでもなるものだった。

しかも、そのときの飲酒には特別な辛さもなかった。ＡＡのメンバーの多くは、断酒を始める前の最後の飲酒が大変辛かったからこそ回復を求めるようになったのだと話すが、その際の私は、何時間も上院議員や農村の人たちと楽しくおしゃべりをし、その記憶自体は、いい思い出にすらなっている。

はっきりとしたことは言えないが、五か月前に得た鉄橋の下でのひらめきによって、自分の人生には今までとは異なった可能性があるとの希望を持ち始めていたことが大きく影響していると私は考えている。二杯で切り上げる実験に成功できなかったことへの意識もある程度は働いていたかもしれない。さらに、仕事が残っているうちは決して飲まないとの決心を十一月の間に三度も破ったことから自分の将来を不安に思ったという思考の道筋も、それまでの思考パターンとは異なるものだった。心配しなくてもいいよう言い訳を作るのが、それまでのパターンだった。これもまた、鉄橋の下でのひらめきの実りだったように思う。

AAにつながった理由

自分はアルコール依存症者であると悟って、すぐに酒をやめる決心はした。だが、すぐにAAに入ったわけではない。自分には知識も理解も十分にあるから、そうした自助グループに属さなくても、断酒は維持できると考えていた。

酒をやめてから最初の二か月半は故郷に残っていた。人口の少ない田舎なので、農村のみんなが私が酒をやめたことをすぐに知り、父のことも誰もが知っていたので、私の決断を支持してくれた。だから、飲み屋に行くのも平気だった。アルコールを勧める人は誰一人いなかったし、ジュースやソフトドリンクだけを飲むことを周囲が当然のことと受け止めてくれる雰囲気ができていた。しかし、それに自分がどれだけ支えられているかを、自分自身では意識できていなかった。

落ちた試験を受け直すためアメリカに戻る前に、親戚のところに挨拶まわりをした。その一人、故郷から車で六時間も離れた伯父のところに行った際に、何の問題意識も抱くことなく、伯父と一緒に飲み屋に行った。故郷でと同様、そこでも平気でソフトドリンクだけを飲めると思っていた。

確かに失敗はしなかった。しかし、それを続けていくことには難しさがあるだろうことも理解した。周囲に、自分が断酒していることを知る人は一人もいない。酒を飲んだとしても、変に思う人は一人もいない。それは、故郷で自分が置かれていた状況とは大きく異なる。故郷では、友人の存在がどれだけ支えになっていたかに初めて気づいたのである。そして、今回は確かに飲まずにいられたが、酒を断ってからの日数が長くなるにつれ、飲酒に対する記憶が薄れ、ただの心配し過ぎだと思うようになるに違いない、そうなったら必ずまた飲む、そう思った。

飲酒に関する記憶を失ってはならない、そう悟ったときに、AAにつながる意味が少しわかりかけた。AAに参加していれば、新しく入ってくる人たちの話を聞く機会は頻繁にある。そうであれば、そのたびに自分自身の飲酒の経験を思い返すことになるはずだ。その結果、記憶は常に新鮮なものとして維持される。だから、AAに参加することは、記憶を薄れさせないための手段になる……。

そして、AAに参加し始めた。

そのAAの意義についての理解は間違ったものではなかったと、今でも思っている。AAや断酒会は、当事者の記憶を薄れさせない役割も果たしている。しかし、それ以上の意義も持っている。それこそ、最終的にビルを救った経験、すなわち依存症者との交わりである。

7　まとめ

自覚と生き方の転換

ここまで、回復に至る道に三つの側面があることを述べてきた。それは、依存症の自覚、考え方や生き方の転換、そして他のアルコール依存症者との関わりという三つである。

自覚とは、ただ単に、自分が飲み過ぎていること、飲酒をコントロールできていないことを悟るだけのことではない。コントロールできないという依存症の特質は治ることのない病気によるもので、それは精神と思考に影響を与えるものであり、たびたび湧いてくる不快な感情――苛立ち、恐怖、恨み、後悔など――は飲酒に由来するものであって、酒を飲むことでこれをごく短期間は緩和できても、長い目で見れば、飲酒はそうした感情をいっそう募らせるものであり、また、飲酒に導く精神や思考は依存症自体から生じるものであって、その思考すら病気の一側面であること、そうしたすべてを自覚することである。その自覚のうえで、コントロールを取り戻そうとする努力は一切やめ、断酒以外に道はないことを認識しなければならない。

その認識に伴い、これまでの自分の精神、思考、行動、人間関係などは、すべてアルコール依存症という病気の影響を受けていることも意識すれば、酒をやめることで、まったく新たな人生が切り開かれる可能性があるとの意識が次第に生まれてくる。ここに至るにはある程度の時間を要する場合もあるが、それは、自分はアルコール依存症であると認めることによって湧いてくる希望である。

そこで、考え方、精神、生き方の転換が重要になる。最も大切なのは、好感、安堵感などを常に自分の外部から得ようとする生き方に代わって、誠実さと他者への思いやりや貢献を中心にした生き方に希望を見いだすことである。確かに、宗教的な体験を通じて、その転換を達成し、希望を見いだせた人はいる。しかし、AAや断酒会に入っている圧倒的多数の人たちは、宗教体験のようなものによってではなく、自分と同じ問題を抱えていたのに今は立ち直っている仲間と出逢うことによってそうした希望が湧いてくるのである。

他のアルコール依存症者との交流

ここで、回復においてきわめて重要な点が浮き彫りにされる。それは、他のアルコール依存症者との関わりである。この関わりには、飲酒で苦しんでいる人への手助けと、回復に取り組んでいる人との交流の両者を含む。

ローランド、エビー、ビルの経験においては、それが重要なテーマとなった。特にビルの場合には、それこそが飲むか飲まないかの決め手となった。そういった意味で、他の依存症者を助けようとする努力は、立ち直ろうとしている人自身のために重要である。

しかし、それは自分のためだけのことにはとどまらない。アルコール依存症者は、他の誰も提供できないものを、苦しむ仲間に提供できる。ドクター・ボブは、ビルについて「彼は自分自身の体験からアルコホリズムなるものが何なのかを身をもって知っていた」と、またビルとの共感を強調して「彼は私の考えを話した」と述べている（二五三頁）。アルコール依存症者は、飲酒をやめたいという願望を持つ同じ依存症者に、回復は可能だという希望を、誰よりも確かに与えることができる。回復の決め手である希望、その最も確実な源泉は、すでに立ち直っている依存症者との出逢いである。

しかし、まだ回復の道に入っていない人への働きかけだけが大切なのではない。真の回復には、すでに回復に取り組んでいる依存症者同士の交流も重要である。先に述べたとおり、それは、自分がアルコール依存症者であるとの認識を維持し、記憶が薄まって考えが甘くなる現象に対応することにおいて大いに助けとなる。さらに、酒に手を出す思考を作り出す脳に対する最も有効な防御にもなる。他のアルコール依存症者との交流においては、そうした思考が話題になるし、実際に飲酒に戻ってしまう事例を見ることもある。そうした交流に身を置いていれば、酒に手を出させるような思いが頭に生じたときに、以前より確実に、「これは依存症の病理から生じる思いだ」と気づくことができる。

また、それ以上に、さまざまな経験を共有している仲間との交流において、アルコール依存症者は、孤立感から抜け出し、自尊心を取り戻す。そして仲間たちが、自分と同じく新たな生き方を見いだそうとしていることも、大きな力となる。人間は、やはり独りではうまくいかない。本質的に仲間と一緒にやるという性質を持っているのである。それはあらゆる人にとっての事実だが、アルコール依存症者の回復においては、それがとりわけ重要となる。ＡＡの経験はそれを確かに示唆している。

アルコール依存症に関する研究がさらに進めば、やがて脳の依存自体を完全に治す治療法が開発されるかもしれない。また、ＡＡや断酒会以外の自助グループも誕生していくことだろう。米国ではすでにいくつかの新しい自助グループが発足しているが、これらのグループを利用する人の多くはＡＡと並行して利用していると聞く。さらに、自助グループに頼らない新たな方法も開発されるだろう。

現状では、ＡＡや断酒会で立ち直る人たちがアルコール依存症者全体の中であまり大きな割合にはなっていない。こうした多様な回復の道の登場によって、ＡＡや断酒会だけでは立ち直ることが難しかった人たちにより多くの可能性が開かれるとすれば、それはとても歓迎すべきことである。私としては、回復に重要なことは、酒へのとらわれからの解放であり、ただ単に飲まないでいるということだけでなく、飲むか飲まないかの葛藤や飲酒への未練からも解放され、生きがいのある人生を見いだすことである。これを確保できるものであるならば、多様な道が開かれることはきわめて望ましい。

第5章　周囲の人たち

1　周囲に与える影響

他者を巻き添えにする病気

おそらく、本書を手にして読む人には、依存症者本人より、その家族、友人、同僚のほうが多いだろう。依存症が進行していくと、依存症者のあらゆる人間関係にその影響が及び、周囲の人は、立場によって程度の差こそあれ、依存症者の飲酒によって引き起こされる問題に巻き込まれることになる。

依存症者は、職場においては、もともとは有能な働き手であったり、重要な責任を担っていたりする人である場合もあるだろう。あるいは高度で費用のかかる訓練を受けている人かもしれない。アルコール依存症は進行性の病気なので、以前は大変有望と見られていた人が、症状の進行の度合いによって、周囲の期待にまったく応えられなくなってしまう場合がある。アルコール依存症になることは、人生のどのステージにおいてもあり得る。私のように、若いころの最初の飲酒からコントロール喪失の傾向が見られる場合もあれば、長い間何ら問題を起こすことなく酒を嗜《たしな》んでいたのに、定年退職してからコントロールを失ってしまう人もいる。職場において責任ある立場の人、経験豊かな人、備えている技能や知識ゆえに重要な役割を担う人、あるいは会社が多額の費用をかけて育成してきたエリート、そうした人がアルコール依存症になることもある。そうした場合には、会社や上司、同僚が単に大きな損をするだけでなく、対応にも苦慮することになる。

友人の関係であれば、その人の人生が混乱に陥っていくのを見るのは辛い。遠ざかってしまえばそれで済むかもしれない。しかし、つながりが強ければ、そうしたくはないはずだ。

家族の困惑

しかし、最も苦しむのは、何と言っても家族である。結婚したときにはそんな傾向など微塵《みじん》も見えなかった人がアルコール依存症者になっていく――、そのとき夫や妻は、伴侶の性格が変わっていくのを目にして、自分が結婚した相手はどこに行ってしまったのだろうと、途方に暮れることがしばしばある。配偶者や子どもは、時に暴力を受ける。金が盗まれることもある。生活費や子どもの教育費もなくなっていく。約束を守らないアルコール依存症者にたびたび期待を裏切られる。依存症者は自分の飲酒を家族のせいにし、家族は意味不明な理由で一方的に責められる。また、依存症者のほうが意図的に喧嘩を仕掛けて、その喧嘩を飲酒の言い訳にしてしまうなど、家庭環境が依存症者の病理に巻き込まれていく。

そして家族のほうでも、自分が原因だと思い込み悩んでしまうこともある。子どもは、そのような親の子である自分自身が、果たしてどういう人間であるのかわからなくなってしまう。

アルコール依存症者のさまざまな振る舞いによって家族全員が振り回され、家は安心して帰ることのできる場所ではなくなってしまう。誰にとっても、自分の家は最も心安らぐ場であるはずだ。しかし、アルコール依存症者のいる家庭では、むしろ、家こそが一番緊張し、一番恐怖を感じる場所になってしまう。

依存症に関する理解

そうした状況に置かれて、家族や周囲の人たちには何ができるのだろうか。

まずは、アルコール依存症とは何なのかを理解することが大切である。それには、先に触れたアルコール依存症者の思考について心得ることも含まれている。飲酒の原因は寂しさ、疎外感などにあると考えて、アルコール依存症者がそうした感情に陥らない状況を作ろうとすることがあるかもしれないが、周囲の人が関わり方や依存症者を取り巻く状況をどんなに変えたとしても、病気はその人の内部のものなので、外部からそれを変えることはできない。置かれた状況が変われば、依存症の病理から生じる思考は、新しい状況で新たな飲む理由を作っていく。依存症者は自らの過度の飲酒の原因は外部にあると考えて、引っ越したり、仕事を変えたりすることが時としてあるが、たとえそれに効果があったとしても、きわめて短期間でしかない。依存症者自身によってであれ、周囲の人によってであれ、外部の状況を変えることで問題を解決することはできない。このことを家族が理解することもきわめて重要である。

そうでなければ、無駄な努力が増え、依存症者の飲酒に関する責任を家族が抱え込むこととなり、病理に巻き込まれていってしまう。

アルコール依存症からの回復は、本人の自覚と決意以外に道はない。だから、家族や周囲の人は、依存症者本人のためにも、自分自身の人生のためにも、当人の飲酒や回復について過度に責任を抱え込まず、できるだけ本人にその責任を取らせ、一線を画して自分の人生を考えていったほうがよい。それは、依存症者の回復のためにできることをしないということではなく、できないことにまで責任を感じないということである。

巻き添えにならないこと

私は水泳がとても好きだったので、十代のころに水上救助法の資格を取った。その訓練の中で、アルコール依存症者の家族にも当てはまると思われる次のような原理を学んだ。「誰かが溺れているのを発見したとき、助けることができるならば助けるべきである。しかし、助けようとして自分も一緒に溺れてしまってはならない。二人が溺死するよりも、一人だけが溺死したほうがましである。巻き添えになるよりは助けないほうがよい」。同じことが依存症者の家族にも当てはまる。助けることができるならば助けるべきである。だが、巻き添えになってはいけない。

もちろん、溺れかかっている人を助けようとして、一緒に溺れてしまうといった事故はたびたびある。それが肉親同士であることは特に多い。だから、アルコール依存症者の場合でも、家族が巻き添えになりやすいのは不思議ではない。しかし、それでは、誰も助からないのだ。

もし、家族の一人が癌になったら、必死に世話をして、その回復のために尽くすだろう。代わってあげたいという気持ちになることもあるだろう。しかし、どんなに親しくても、どんなにその人を愛していても、癌を移植して、一緒に病の床に就くことなど誰もしない。

アルコール依存症も病気なのだから、その対応についても同じことが言える。自分の人生がその人の病理に巻き込まれ、一緒に滅びていくことは避けるべきだ。親や夫や妻や子がアルコール依存症者であれば、避けて通れないさまざまな課題が突きつけられるのは当然だが、それを自分の人生を大きく束縛する枷《かせ》にしてはならない。依存症者の問題に誠意と配慮をもって向き合いつつも、一線を画して自分の人生は確保し、その可能性をフルに活かすのがよいのである。

病気に巻き込まれないこと、一線を画すこと、自分の人生を確保すること、それはもちろん自分自身のためであるが、同時に依存症者の病理を助長しないためにも必要なことである。アルコール依存症者のために最もよい関わり方をすることは自分自身のためにもなり、家族全体のためにもなる。

2　依存症者のためにできること

できることとできないこと

何度も強調しているように、アルコール依存症の回復においては、本人の自覚と決意が不可欠である。それは他者が代行できるものではない。周囲の人が、依存症者が自覚と決意を持つことに多少の助けをなすことはできるかもしれない。しかし、その人に代わってそれを達成したりはできないし、その人の

中にそれを作り上げてあげることもできない。それは、あくまでも、本人自らの手で行なうことなので
ある。

だから、周囲の人たちには、アルコール依存症者の回復を保証するような手立てを講じることなど、どうやってもできない。周囲がどんなに上手に関わったとしても、立ち直らない可能性はある。それがアルコール依存症の現実である。

助けとして家族にできることは二つあるだろう。一つは、病気の症状に巻き込まれないことで、病気そのものを助長しないようにすること、すなわち共依存にならないことであり、もう一つは、依存症者が自覚を持つのを助けることである。

病的な思考に迎合しない

依存症者の頭は、飲酒を問題として認識することを避けようとする。飲酒が自分のために必要だという錯覚が思考の基本的な枠組みとなり、飲酒から生じるさまざまな問題には、飲酒以外の別の原因があるという理解を作り上げてしまう。飲み始めたらコントロールが効かなくなることへの認識を持とうとしないから、付き合いで飲むのだとか、いじめられているから慰めを求めて飲むのだとか、さまざまな理屈を作っていく。しかし、それらの理由や理屈は、依存症の認識を避けるために脳内で作り上げられたものに過ぎない。

家族や周囲の人は、当人のそうした理由づけには迎合すべきではない。

迎合も反発も「巻き込まれること」である

依存症者の家族は、本人の飲酒に対応しようとして、時には飲酒に対して反発し、時には逆にその人に合わせてしまう。

感情をぶつけて反発すれば言い争いになる。言い争いになれば、相手に飲む理由を与えることになる。その結果、飲酒はさらに家族のせいにされる。家族のほうも、自分が原因かもしれないと一段と考えてしまう可能性もある。それで結局は、病的な思考に巻き込まれることになる。

また、依存症者の病的な思考に迎合してしまうこともある。しかし、それは明らかに解決にはならない。最善であるのは、喧嘩になってしまうような挑発には乗らず、迎合もしないことである。できるだけ明確に、飲酒を依存症者自身の責任に帰することである。

責任を抱え込まない

ここで二つのことを認識する必要がある。まずは、断酒をアルコール依存症者に強制する方法はないということである。もちろん、ある場所に依存症者を閉じ込めて物理的に飲めないようにすれば強制は可能だが、それは簡単なことではないし、それによって依存症者が元の人間に戻るわけでもない。

依存症者の頭は、酒が必要だとの認識を持っているから、酒を手に入れる方法を必ず見つける。病気が進むと、家中に隠したり、寝るときに枕元に置いたりなどして、常に酒が手に入るようにしておく。どのような状況であっても、飲める方法を見つけることに見事なほど長《た》けているのである。飲酒運転で事故を起こし、全身ギプスの状態になってもなお、ウィスキーにストローを挿して飲ませるよう飲み仲間を説得したなどという話さえ、ＡＡの仲間から聞いたことがある。

だから、家族がさまざまな手段を試みて飲ませない工夫をしても、たいていうまくいかない。依存症者の飲酒を管理したりコントロールしたりすることは、まず不可能である。

さらに、飲まないよう説得することもあまりうまくいかない。「子どものことを考えて」、「健康のことを考えて」、「仕事のことを考えて」などの言葉で説得しても、病理が依存症者の頭の中で作り上げる思考には、なかなか勝てはしない。仮に、迷惑をかけている家族や仕事仲間に対する罪悪感を依存症者に持たせることができたとしても、それは酒を飲む理由を作ることにしかならないだろう。

ましてや、欲求不満や苛立ちなどの感情を和らげようと、飲む理由となる刺激をできるだけ与えないようにする試みをもって、飲酒の問題を解決するのも無理である。どのような状況を作っても、アルコール依存症者の頭はその状況ごとに飲む理由を作り出してしまう。家族の関わり方でそれを変えることはできない。そもそも飲酒という課題自体は、本人以外には対応できないと考えたほうがよい。飲酒の責任をできるだけ本人に取らせることが大切である。

かばうのをやめる

では、依存症者が飲酒による問題を起こした場合、家族は何をすればよいのだろうか。そういったときに、家族が当事者をかばうことは非常に多い。もしかばわなければ、職場を解雇されるなどして家族全員が困りもするので、かばわないという選択をすることはたいてい難しい。しかし、かばうことは本人のためにならない場合が多いことを認識しておくべきである。

人間は自分の間違いにどうやって気づくか――。その間違いのために痛い目に遭うことによってというのが大半だろう。痛い目に遭ってこそ、自分のやっていることを見直す気持ちにもなる。依存症者でなくても、自分のためにならないことを繰り返している人を、結果として生じる問題から守ってしまえば、本人が自分の間違いについて学習するチャンスを奪ってしまうことになる。

アルコール依存症者の家族は、さまざまな理由で本人をかばう。そうしなければ、喧嘩になったり、依存症者が外で問題を起こして家族全員が困ったりするといった理由もあるし、依存症者本人のために家自体の評判が悪くなるという不安もある。だから、飲酒のために出勤できなければ、休みを取るための仮病に協力することもたびたびある。同様に、飲酒のせいで警察のやっかいになる可能性があるときも、そのごまかしに協力することすらある。そうしたことに関して、他の選択肢がない場合もあるだろうが、家族によるそうしたアシストは、依存症者本人が自分の問題から目をそむけることを助長する結果を生みがちである。

イネーブラーとは

このような家族、友人、同僚などを「イネーブラー（enabler＝可能にする人）」と呼ぶことがある。アルコール依存症者本人が自分の問題に向き合わずにすむよう協力する人のことである。迎合したりかばったりすることは、結局は自分の問題に向き合わないように本人を仕向けることになる。本人以外の人が、その人の飲酒についての責任を抱え込まないこと、その飲酒を管理しようとしないこと、できるだけ本人にその責任を取らせること、そのためにかばうのをやめること――それが大切である。

飲酒からの立ち直りに取り組むほとんどのアルコール依存症者は、飲酒のために痛い目にあうことで問題に気づき、回復を目指すようになる。その気づきを妨げるのではなく、助けることが大切である。飲酒の管理や問題の軽減よりも、本人の自覚を助けることが重要なのである。

自覚を助ける

本人の自覚を助けるには、次の三点に気づくよう促すのがよい。一つは、自分の飲酒が周囲に及ぼしている影響、一つは、本人が抱えている苦しみと飲酒の因果関係、そして、事前に計画したとおりには自分が飲めていないということ、この三点についてである。何度も繰り返しているが、アルコール依存症者は、自分の飲酒で周囲がどんなに迷惑しているか、どんなに苦しんでいるかをまったく意識していないのが普通である。依存症が進行していく中で、自分の感情と抱えている問題にますますとらわれていき、周囲に気を配る余裕がなくなり、記憶喪失が起こることもあるから、かけた迷惑を実際に覚えていない場合もある。また、抱えている苦しみや混乱と飲酒との因果関係を履き違えて、飲酒がそれらの問題の原因なのではなく、それらの問題があるから飲んでいるのだと考えていることが多いのも、すでに述べたとおりである。

計画どおりに飲めていないことについては、本来の計画に反して度を越して飲んだそのときそのときでさまざまな理屈を作り、コントロール喪失とは異なる別の理由のせいにしてしまうので、コントロールが効かなくなるという現象に本人が実際に気づいていない場合が多い。あるいは、気づいているとしても、自分自身が納得できる何らかの理屈をこしらえてしまう。依存症者は、自分の過度な飲酒がコントロールの喪失を意味しているとは気づこうとしないのである。

気づきを助けるための話し合い

普段の関わりの中で、飲酒についての正確な認識を伝えることはもちろん役に立つ。言い争いになることを避け、怒ったり責めたりする雰囲気にならないよう注意して、振る舞いの責任転嫁を許さずに、飲酒自体が問題の原因であることを指摘できるならば、それは本人の気づきの助けになるだろう。ただ、ほとんどの場合、アルコール依存症者はそのような話を受け付けはしないし、話し合いの場を喧嘩に発展させたり、ひがんで飲んだりする。何を言うべきかには、そのときそのときの判断が必要であり、反発を買った場合には、それ以上の口論は避けるべきだろう。

しかし、時間を設けて、依存症者本人と飲酒の問題について話し合えるならば、それに越したことはない。それには、タイミングを見計らうことが重要である。飲酒のために辛い思いを実際に経験した後で、かつ、しらふのときを狙《ねら》って話し合いの場を持つのが最善である。さらに、強い渇望現象が生じているときではないことも大切である。飲酒のために生じた問題で自信を失っているとき、弱くなっているときこそ、抵抗が少なく、聞く耳を持つ可能性はある。だから、飲酒が原因で入院したときや職場、家庭、友人関係などに大きな問題が生じているときで、飲んでいない時間を十分に経ていれば、それは、そうした話をするまたとないチャンスかもしれない。

話し合いを持つ際には、怒ったり責めたりしないほうがよい。責めるような雰囲気を作ってしまうと、喧嘩になったり、依存症者が被害者意識を持つきっかけを与えることになったりして、新たな飲酒の言い訳を提供するだけに終わってしまうことさえあり得る。

責めることなく、本人が自覚できずに抱えている問題を意識できるよう助けたいのだという思いをはっきり示して話し合うのがよい。そして、飲酒のコントロールができていないと判断している理由を説明し、本人の飲酒が家庭や職場にどのような問題を生じさせているのかを明確に示す。アルコール依存症者の人生に生じている問題、現に実感している苦しみと飲酒の関連の指摘などをもって、自覚を助ける話し合いとするのが重要である。

話し合いの土壌づくり

そのような話し合いに適した機会は、そう頻繁にあるわけではない。だから、その訪れを待つ間に、話し合いの土壌づくりに取り組んでおくとよい。依存症者の病的な心理や飲酒そのものに迎合することなく、また、かばうことも、逆に怒ったり責めたりすることも避け、飲酒についての責任を引き受けたりせずできるだけ本人に取らせることで、その土壌を作っていく。

飲酒によって生じた問題の尻拭いは、できるだけ本人にさせる。特に、家族や周囲の人に実際に迷惑をかけている振る舞いについては、飲酒の管理を目的としてではなしに、家庭を守るという意味でのルール作りがあってもいい。そのルールに違反するようなことがあれば、それは、飲酒に対するコントロールが欠如していることを意識するきっかけになるかもしれない。守れなかった場合はそれを明確に指摘して適切な対策を取れば、本人に飲酒についての責任を取らせることにそれを使えるかもしれない。

もっとも、人によっては、このようなやり方は単に暴力や喧嘩を助長するだけのこととなる可能性もある。病気が進行していけばいくほど、こうした対策を取ることは難しくなってもいく。それぞれが、家族の状況を把握したうえで、しかるべき対策を採っていく必要がある。しかし、いずれにせよ、できるだけ早期に対応するのが望ましい。

話し合いの準備

話し合いの実践には、さまざまな条件がある。

まず、家族がアルコール依存症に関する知識を持つ必要がある。それにあたっては、書物はもちろん役に立つが、専門家や経験者（依存症経験者自身とその家族の両者）との交流も重要な役目を果たす。そうした交わりによって、依存症者の思考についての理解が深まり、その病的な心理に巻き込まれずにいるためにはどうすべきかを学ぶこともできる。

迎合せず、かばうのでもなく、喧嘩したりもせずに、本人に責任を取らせることは難しい。責めることなく話し合おうとしても、本人はなかなか話を聞こうとはしないし、家族の側の感情もあるので、話し合いを実現するのは至難の業である。そのためにも、専門家や経験者との交流は鍵となる。アルコール依存症者の家族のためのアラノンというＡＡの姉妹団体があるが、こうした団体への参加は役に立つだろう。アラノンは、アルコール依存症者の助け方を学ぶというよりも、自分の生き方を変え、依存症者の病的な心理に巻きこまれずに自らの人生を確保するための自助団体である。

インターベンション・セラピー（介入技法）

自覚のない人や治療を拒む人を助けるものとして、インターベンション・セラピーと呼ばれるものがある。日本にもそれは導入されていて、「介入技法」と呼ばれている。インターネットで検索してみれば、それを実施しているところもすぐに探し出せる。私は、そうした活動とはわずかにしか接したことがないので、どの程度の実績をあげているかを断定することはできないが、興味深い取り組みではあり、大いに可能性のあるものだと考えている。またその技法における考え方自体は参考になると思う。

介入技法はもともと米国で一九六〇年代後半に提言され、実施され始めたもので、依存症は脳の働き自体に影響するので、依存症者本人には、自覚と断酒の決意にあたって解決し難い障害があるゆえ、家族、友人、職場の同僚などの介入が必要になるとの理解が前提となっている。

基本的なやり方として、まず、一定期間（通常は数か月）にわたり、アルコール依存症者の周囲の人（たいていは家族だが、そうでない場合もある）がカウンセラーと定期的に集まりを持ち、アルコール依存症について学び、依存症者との関わりの方法を探る。さらにその間には、依存症者の飲酒や振る舞いによって生じているさまざまな迷惑を、何らかの形で記録しておく。

その後、介入に参加する人たち（通常は同居している家族全員）がカウンセラーを交えて、依存症者本人も含めて集まりを持つ。そのタイミングは、すでに述べたとおりである。つまり、飲酒を原因として本人が痛い目に合った後で、アルコールを摂取していないときが最善である。入院しているときは、最適な機会の一つだろう。

そこでは、まずカウンセラーが、アルコール依存症者本人に集まりの趣旨を説明する。責めるためでも非難するためでもなく、本人が気づいていない病気に気づいてもらうために集まっているのだと。そして、アルコール依存症とはどのようなものであるのかを説明する。それは、意志の弱さや、精神的あるいは道徳的な欠陥ではなく、身体の病気であることを説明して、基本的な情報を提供する。

一方、介入に参加している人たちは、依存症者を責めず、飲酒や振る舞いの動機などに触れることもなく、自分が何を経験してきたか、依存症者の飲酒によってどのような被害を受けてきたかを説明する。また、計画どおりに飲めずコントロールが失われていると判断できる理由を述べる。

そこで依存症者に、治療を受けるよう進言する。たいていの場合、そこに何らかの交換条件を付ける。極端な場合には、治療を受けなければ離婚するといった厳しい条件を課すこともある。実際、介入技法が試みられる段階では、すでに離婚寸前の状態で、介入が離婚を回避するための最終手段であることは決して珍しくない。だから、とっさに極端な条件を付けているのではなく、それは、介入をしなかった場合に予想される結末をそのまま条件にすることを意味しているのである。

さらに、今まで渡していた小遣いなどを渡さないといった条件も可能である。どのような条件を付けるかは、個々の状況による。

このような介入によってAAにつながった人に会ったことがある。また、長年の付き合いがあるAAの仲間の中にも、そうしたきっかけで立ち直った人がいる。だから、成功する場合があることは確かである。アメリカでは、このような介入を受けたアルコール依存症者は治療に入る率が高いとの研究結果も示されている。しかし一方で、飲酒に戻ってしまう率が、他のきっかけで治療に入る人たちに比べて高いとの研究結果もある（B. Loneck, J.A. Garreff, S.M. Banks p. 36）。だが、このような介入技法が適用されるのは、飲酒の問題に対する自覚も回復への決意もなく、治療を受けようともしない人に対してである。したがって、他のきっかけで治療に入った人たちをではなく、治療を受けない人たちを比較の対象にすべきである。そういった人の回復率はきわめて低いのであるから、結果として介入技法には一定の効果があると結論づけることは可能であると思われる。

自らの経験

一度だけではあるが、私もこのような介入に携わったことがある。それは、きわめて特殊な状況だったので、さほど参考にはならないかもしれないが、実体験であるので紹介しておきたい。

依存症から立ち直って十年目、日本に来て九年目のときだった。介入を行なった時点での、その対象者との交流期間は七年だった。彼は六十代で、定年退職してから飲酒量が増え、依存症になった。私は彼と友人関係にあり、その家族とも親しく、さらに、私の依存症の経歴について、本人も家族も知っていた。だから、彼の飲酒がひどくなったときに家族から相談を持ちかけられた。そのころすでに介入技法に関して知識を得ていたので、それを使ってみることにした。六か月にわたって家族と定期的に集まりを持って準備をし、その後に本人を交え話し合いをした。息子と娘は、「こんなことをお父さんに言えない」とずっと言っていたのだが、ある日、「お父さんの状態を見ているのが辛い。失敗するかもしれないが、ただ見ているよりは、話を試みたい」と言い始めた。それを聞いて私は、準備ができていると思い、話し合いを持つことを決めたのである。

その日から彼は、およそ二十年にわたって断酒を実行し続けた。その後、酒とは関係のない理由によって八十代で亡くなった。このケースにおいては、あまりにも好条件がそろっていたのだが、黙っているよりも話してみたほうがよいことを裏づける一つの事例にはなるかと思う。

できることのまとめ

ここで介入技法について取り上げる意図は、それ自体を推奨するということよりも、それを参考にして、家族をはじめ周囲の人がアルコール依存症者の回復のために何ができるかを整理することにある。以下のことが言えるだろう。

①まず、アルコール依存症について学ぶことは必須である。アルコール依存症が身体の病気であること、依存症者の脳の働き、思考や認識のパターンなどについて十分な理解を得ていれば、依存症者の飲酒と振る舞いを病気の症状として正しく受け止めることができ、迎合したりかばったり、怒ったり責めたりすることを避け、適度に責任を取らせつつ、適切に病気を認識させるよう努めることが可能になる。

②迎合したりかばったりしても、あるいは、喧嘩したり、怒ったり責めたりしても、結局は依存症者の病状に巻き込まれることになる。大切なのは、できるだけ本人に自分の飲酒と、それが原因の振る舞いの責任を取らせることである。

③前の二条件の実践は大変難しい。だから、カウンセラーと話したり、あるいはアラノンのような依存症者の家族のための自助団体での話し合いに参加することで、理解を深め、自らの感情をどう処理す

るのかも学んでいく。

④タイミングを見計らって、依存症者本人が一番話を受け入れやすいと思われるときに、自覚を手伝うことを目的として、依存症者の飲酒で周囲の人がどのような影響を受けているかを明確に説明し、より先まで話を進めることができるならば、依存症者自身が経験している苦しみと飲酒の因果関係や、計画どおりに飲めてはいないことを示す具体例などについて話す。

⑤その話し合いのための準備期間に、依存症者の飲酒や振る舞いによる迷惑や、生じた問題を何らかの形で記録しておく。それは、具体例として提示するのに役立つ。さらに、パターン化していることを示すことが必要なので、一つ二つではなく多数の具体例があったほうがいい。これはつまるところ、自分にとって大切な人の失敗などを記録する作業になるので、強く違和感を覚えることになるかもしれない。しかしそれは、一般的な病気において、体温や脈拍数や血圧などを記録することと同じなのである。アルコール依存症の場合、飲酒や振る舞いが病気の症状なのだから、それを記録するのは当然と言ってよいことなのである。それは、依存症者の病気に対する自覚を促すための有効な材料となる。

⑥なお、カウンセラーを交えての正式な介入においても、家庭の中、あるいは職場の中で話し合うときにも、回復は可能であるとの認識を本人に持たせることが重要である。アルコール依存症者は、依存症から立ち直って断酒を維持する人がいることを、知識としては知っているかもしれないが、それは単なる我慢による断酒に過ぎないとのイメージを持っている場合が多い。そこに希望よりも、みじめさを見てしまう可能性が高い。なので、そうではないことを示さなければならない。ＡＡや断酒会を

紹介したり、それらに関する資料を提供したり、すでに回復しているアルコール依存症者に会わせたりすることも、それに役立つ。

3　自分の人生の確保

しかし、アルコール依存症者の回復ばかりが大切なのではない。家族や周囲の人の人生も、それと同じく重要である。依存症者が回復できず最悪の結末に至ることは決して珍しくはないので、家族は、その回復に依存したりはしないほうがよい。もちろん、回復を助けるためにできることがあるならばすべきではあるが、自分自身の人生を考えることもまたなおざりにしてはいけない。

家族は、依存症者から暴力を受けたり、わけのわからない理由で怒られたり怒鳴られたりすることもあり、依存症者の発言内容の何を信じればよいかがわからなくもなる。家庭の雰囲気や状況がころころと変わり、少し良くなったと思ったら、まったく予想しないときにまた崩れてしまったりもする。大人にとってさえ、まともに生活できる場ではなくなるので、子どもの育つ環境としては、ふさわしい状態からはほど遠い。

ただし、アルコール依存症者の子どもであるからといって、必ずその子どもが、だめな人間、弱い人間、精神障害や劣等感を抱える人間になってしまうかといえば、決してそうではない。それらの体験を全部プラスにすることはできる。幸福感が得られるかどうか、充実した人生を送ることができるかどうかは、どのような環境で育ったかということよりも、自分がその環境にどう対応したか、そして大人になってからどう対応するかに最終的にはかかっている。人生における体験はすべて宝物になる可能性を秘めている。一時的にどんなに困惑するような経験でも、どんなに自信を喪失させるような経験であってもそうである。辛い体験でも、それを踏まえて成長していくならば、それは人生をより豊かにするものとなる。

境界線を設ける

私自身は、アルコール依存症者であり、同時にアルコール依存症者の子どもでもある。そして自分の父親がアルコール依存症者だったことは、私の人生に非常に大きな影響を与えた。すでに述べたとおり、十代前半のころ、ＡＡの存在を知り、アルコール依存症が身体の病気であり回復が可能であることを学んだ。そのときから何よりも望み、何よりも祈ったのは、父親の依存症からの回復だった。当時、彼のことと自分のこととをほとんど区別せず、彼が回復しさえすれば自分の人生も大丈夫なのだと感じていた。そういった意味では、完全に共依存になっていたのである。

学校が休みのときなどは、父親と一緒に仕事に行ったりして、しらふの状態の彼を他の兄弟よりも多く見ていた。父親のことを大変怖れつつも、その良い面も見ていたので、あこがれも抱いていた。とんでもない人だと広く言われている人にあこがれているという矛盾を、どう考えればいいかわからなくなることもあったが、ＡＡの存在を知ってからは、「彼が回復しさえすれば……」との思いがきわめて強くなっていった。

しかし、どんなに望んでも、彼の回復は実現するものではなかった。彼の死に方はアルコール依存症者に典型的なものだった。六十六歳のとき、泥酔状態で、おそらくあおむけで倒れていたのだろうが、嘔吐した物を吸い込んでしまい、それが肺に入って肺炎を起こし、六日後に亡くなった。その時点で、すでに体はかなり弱っており、その前の入院時にも、酒をやめなければ長くてもあと数か月の命しかないが、酒をやめれば十年は健康で生きられるだろうと言われていた。しかしそれでも、酒をやめようとの思いは、彼の内には一切生じなかったらしい。したがって、もし、私の幸せや自信や自尊心が彼の回復にかかるものだったのならば、私は一生それを得ることができなかったということになる。

子どものころや青年のころは「蛙の子は蛙」というような思いで、彼がだめなら、自分もだめだと考えていた。一生懸命に彼とは違う人間になろうともしたが、それは結局、同じ思いの裏返しに過ぎなかった。彼がだめなら自分もだめだという思いと、彼とは違う人間にならなければならないという必死な思い――そのどちらにおいても、同じほどに彼のことにとらわれていて、自分と彼とを重ね合わせていた。その意味で、どちらにおいても同じほどに共依存だったのである。自分自身がアルコール依存症から立ち直るまでは、人生に関するすべての決定は、父親を反面教師とすることで成立していた。飲むか飲まないか、宗教を持つか持たないか、どのような職業を目指すかといった決心のすべては、彼のようにはならないという目標を基準としていた。

この経験には、アルコール依存症者の家族にとっての大事な教訓が含まれているように思う。それは自分と依存症者本人とを、はっきり区別する必要があるということである。子どもではなく夫や妻であっても、アルコール依存症者の振る舞いには圧倒されやすい。飲酒の責任をなすりつけられてしまうし、自分でもそのように感じてしまうこともある。異なった関わり方が自分にできるならばと考えたりもする。そのような状態では、依存症者の病的な心理に巻き込まれやすくなる。むしろ、自分の課題や責任を明確にし、自分と依存症者本人の間に明確な境界線を設けることが、結局は自分のためにも依存症者本人のためにもなる。

アルコール依存症者の子どものための展望

特に、アルコール依存症者の子どもとして育つ人に向けて言っておきたい。人間は、育った環境によって、さまざまな課題を突き付けられる。それは事実である。しかし、その課題にどのように立ち向かうかは、まったくの自由である。親がどのような人間であっても、私が持っていたような、親と同様になることへの恐怖を持つ必要はない。アルコール依存症者の子どもは、確かに統計的には、アルコール依存症者になる確率はやや高い。しかし、それでも、大多数がそうなるというわけではない。仮になるとしても、アルコール依存症に関する知識を持っていれば、早期に対応することもできる。

実際私の場合も、父親のようにならないよう懸命になっていたときこそ、彼のことばかりにとらわれ、解放感をまったく持てなかったし、結局は彼と同じく依存症になってしまった。依存症から立ち直り、彼とは違う人生を送らねばという執念から解放されたときにこそ、彼とは違う人生を送れるようになった。

本書の執筆に取りかかった当初にはあまり意識していなかったが、書き進めていくうちに強く意識するようになったことが二つある。

私がアルコール依存症から立ち直ったのは、就職はすでに決まっていたが、実際に仕事を始める前だった。つまり、まさに自分のキャリアが始まろうとするときだったのである。そして、この原稿の執筆に取り組み始めたのは、教授として勤めた某大学を定年退職になる最後の一年に入ったころで、第一稿を完成したときにはすでに退職していた。それはつまり、アルコール依存症者であるのに、一切酒を飲むことなく一つのキャリアを全うし得たということである。その経験から、アルコール依存症者の親を持つ人たちに伝えたい。生い立ちの環境で自分の人生が決定づけられることはない。育ちから突きつけられる課題を積極的に受け入れるならば、マイナスと思われる側面もすべてプラスに変えることができるのだ。

もう一つ強く意識するようになったのは、私の人生における最も重要な決心は、父親を理解しようという、十代前半での決心だったのではないかということである。これまでにまったくそれに気づいていなかったわけではないが、執筆中に何度もそれが頭に浮かんだ。その決心こそがアルコール依存症に関する知識を私が身に着けるきっかけとなり、病気の進行の早期での回復を可能にしたのだと思う。

父親のアルコール依存症を理解するにあたっては、彼の戦争体験にも注目した。父は第二次世界大戦の際に、激しい銃撃戦が八か月も続いた戦場の前線にいて、それが大きなトラウマとなっていた。彼の場合には、この心的外傷後ストレス障害（ＰＴＳＤ）にアルコール依存症が重なっていた。

本章の前半で、アルコール依存症者と話し合うタイミングについて書きながら、父親の場合、果たしてそのようなタイミングがあっただろうかと考えていた。飲酒運転して道沿いにあったフェンスの支柱にぶつかって大怪我を負い、数週間入院したことがあった。それは自覚のチャンスになるはずだったが、そうした状態でも、飲酒に関する話を受け付ける心は、彼にはなかったと思う。息子二人がＡＡで立ち直り、また知り合いや飲み仲間何人かが立ち直ったが、それを見ても、彼は飲酒に関する話を受け付けるようにはならなかった。話そうとしても、彼はかたくなに拒んだ。

父のことで私に突き付けられた課題は、依存症の問題と戦争の問題が主だったと思っている。母と私は、信仰でそれに対応しようとしたので、宗教をどう考えるかという課題もまた突きつけられていたように思う。そして、その三つをめぐっての活動や研究を重ねてきた。しかしそれは、父親のような人間にはならないという一生懸命さとはまったく異なるものとなった。恐怖ではなく、そこにおいて何か貢献できるかもしれないとの思いだった。だからそれが、私の人生にプラスになったのだと、自分では思っている。やりがいのあるキャリアが、それによって与えられたのだと思う。

アルコール依存症者を人間としてどう見るか

家族は、アルコール依存症者のことをどう考えればよいのか当惑することがある。以前に知っていた人とはまったく違う人間になってしまったと感じる場合も少なくない。そこで、父の死にまつわる私自身の経験について述べ、それに関する自分の思いをお伝えしたい。

すでに述べたとおり、父は泥酔状態で嘔吐し、吐いた物を吸い込み、肺炎を起こして亡くなった。泥酔して嘔吐したのは木曜日のことで、当日に入院し、翌週の水曜日に亡くなった。その間の日曜日には、危篤を聞かされた家族が、彼の病室に集まった。それはクリスマスの直前で、当時そのような時期には国際電話が混雑して通じにくいことがよくあったので、日本にいた私には連絡が届かなかった。水曜日の朝にやっと電話が通じ、父の危篤を知った。当然、死に際には間に合わなかった。

日曜日から水曜日まで、家族は彼の病床を囲んでいた。その三日間について、母は言った。死が迫る中、アルコール依存症の問題はすっかり取り去られたかのようで、アルコールが影響していない彼の姿を初めて見たと。アルコールの問題が取り去られてみれば、残ったのは、それまで見えなくなっていた家族への愛情だった、と。

アルコール依存症者の思考、飲酒、そして振る舞いは、病気の影響によるものであって、その人の本質や本性ではない。依存症から真に回復すれば、つまり単なる我慢ではなく、自分自身を本当に発揮できる回復を達成すれば、本来の自分を取り戻せる可能性が出てくる。

死に際にこそ間に合わなかったが、葬儀には参列できた。葬儀の場では、彼のアルコール依存症について率直に話したうえで、自分が気づいていた彼の良い点について話した。彼は、とにかく評判の悪い酔っ払いだったので、その話がどのように受け入れられるかの判断はつかなかったが、葬儀の後に、父を知っていた農村の人が何人も私のところに来て、自分たちが気づいていた彼の良い点について話してくれ、酒の問題さえなかったら尊敬できる人だと思っていたと伝えてくれた。

アルコール依存症者の飲酒、そしてその飲酒に伴う振る舞いは、病気の症状であり、その人の性質や本質の反映ではない。重ねてそう言っておきたい。

第6章　ネット・ゲーム依存

1　はじめに

本書の目的は、アルコール依存症とそこからの回復、そしてAAという自助団体について経験者の視点から紹介することだが、執筆を思い立ったきっかけの一つに、現在問題となっているコンピュータやインターネットに関連する依存との出逢いがあった。最後に、それについて検討したい。

まず、そうした依存症とアルコール依存症がどこまで類似しているかを確認する必要がある。物質を摂取しないネット依存やゲーム依存が、アルコールや薬物に対する依存症と同様、身体（脳）の病気であるとするならば、それを疑問に思う人は少なくないだろう。ここでは、物質を摂取することのない依存が、物質への依存症と同じような病理を持っているのか、あるいは持っている可能性があるのかを検討し、その後に、ネットやゲーム依存からの回復に関してAAの経験がどのように参考になるかを考えてみる。しかし、最初に、三つの前置きをしたい。

問題が顕在化してからの日の浅さ

ネット依存やゲーム依存は、問題自体が顕在化してから日が浅いので、当然研究も新しい。それでも、臨床の現場における経験はそれなりに積み重ねられていて、研究も進んではいる。さらに、専門書だけではなく、一般向けの文献も多数発行されている。本章の執筆にあたっては、そのような文献の中から、特に臨床経験豊富な国立病院機構久里浜医療センターの樋口進の著書『ネット依存症』（PHP新書、二〇一三年）と樋口の監修による『ネット依存症のことがよくわかる本』（講談社、二〇一三年）、および岡田尊司の『インターネット・ゲーム依存症――ネトゲからスマホまで』（文春新書、二〇一四年）を参考にした。現在では結論が確定できない側面が多くあるに違いないが、アルコール依存症との比較が可能なネット依存やゲーム依存の多くの特性が、これらの文献では明確に示されている。

また、アルコール依存症が身体の病気として認識されるようになった過程も参考になる。アルコール依存症における脳のメカニズムが解明されてきたのは、この二、三十年のことである。しかし、身体の病気と認められたのは、それよりもかなり早い。たとえば世界保健機関（WHO）や米国医師会（AMA）は、すでに一九五〇年代前半の段階で、アルコール依存症は身体の病気であると認識していた。メカニズム解明のめどがまったく立たない段階であっても、臨床現場の経験に基づき、身体の病気だとの結論を専門家も一般社会も受け容れていた。もし、ネット依存やゲーム依存の場合にも、明確なコントロール喪失の例が臨床現場で確認されていれば、アルコール依存症と同様、身体の依存、つまり脳による依存症だという前提でそれを捉えるべきだろう。たとえば、健康、家庭、勉強や仕事などに重大な支障をきたしているにもかかわらず使用を続けてしまったり、本人の繰り返しの努力にもかかわらず計画性を持って使用できなかったりするのは、コントロール喪失の例にあたる。

一時的なのめり込み

ただし、コントロールを失っているかのように見える人が皆依存症であるとは限らない。一時的なのめり込みと依存症とは区別しなければならない。ネットやゲームをある期間にわたってやめることができずにいた人で、飽きたのか、あるいははまり過ぎによる損に気づいたのか、後日節度を持って使うようになれた人は、私自身の周囲にもいる。岡田は、依存症と「一時的な熱中」とを区別して、「一過性の熱中なら、悪い影響が出てくると、その行為にブレーキをかけるというフィードバックが働く」(岡田 二〇一四、六五頁) と述べている。逆に、払っている代価が増していっても、そのフィードバックが働かずブレーキがかからないようであれば、それこそ依存症だと結論すべきだろう。岡田はそれを次のように述べている。「依存症のレベルと判定される、もっとも重要なポイントの一つは、インターネット・ゲームへの依存によって、生活機能や社会的機能が低下し、重大な支障を生じているということである」(同前、八二頁)。アルコールの場合でも、一時的にコントロールを失っているかのように飲む人が皆アルコール依存症であるわけではない。若いころに一時的に飲酒にのめり込んだとしても、その後にほどほどの飲酒を維持できるようになることはさほど珍しいことではない。

若年層の依存

前書きでネットやゲームへの大人の依存者との出逢いについて触れたが、こうした依存は特に若年層の問題だという、私が持っていた先入観は外れてはいなかった。アルコール、ギャンブルなど、依存症になりやすい多くのものは、普通未成年には禁じられている。そこには、若いときから始めてしまえばそれだけ依存症になる確率が高まるという理由とともに、そもそも未成年には、アルコールやギャンブルのようなものに対するコントロールを期待できないとの判断がある。現に、法によって未成年の飲酒を禁じているにもかかわらず、それが遵守されているとは言えない国には、飲酒に対するコントロールの欠如を示す若者は多い。また、大学生が一気飲みで急性アルコール中毒となり病院に運ばれるような事件が頻発することが示しているように、若者の問題飲酒は珍しいことではない。しかし、そうした若者も、その大半は後には節度を持って飲めるようになるだろう。その場合には、コントロール欠如の原因は、依存症にではなく未熟さにあったのだと結論すべきだろう。

一方、依存症になりやすい他のものとは異なり、ネットやゲームについては、子どもたちに使用を禁じるどころか、推進することすらある。コントロールが期待される年齢に達していない子どもの場合は、ネットやゲーム使用に過度にのめり込んだとしても、回復の見込みのない脳の病理がそこに生じているとは限らないかもしれない。仲間からのプレッシャーや未熟さによって極端にのめり込んでいたとしても、依存症という病にはなっておらず、ほどほどの使用を取り戻せる可能性もあるだろう。

ただし、ここで注意すべきことがある。使用を開始する年齢が若ければ若いほど、一生を変えてしまうほどの依存症になる確率は高まるのである。岡田は指摘している。「低年齢で始めたケースほど、重度な依存になりやすい」(同前、一九八頁)。したがって、あまりにも早すぎる使用開始は危険なことと認識すべきであるし、勉強や家庭生活に悪影響を及ぼすほどののめり込みについては、それを放置せず、早期に対応すべきである。また、これまで依存症は主に大人の問題だったが、ネットやゲームの普及によって、子どもの依存症が多くなると予想されるので、それに関する研究もますます必要となるだろう。子どもの脳は発達途上であるため依存症になりやすいと見られているが、もしかすると発達途上であるからこそ、大人の場合と比べて治癒がより可能だということもあるかもしれない。だから、その研究は臨床的な側面だけでなく、依存症と子どもの脳の関係も対象にすべきと思う。

なお、子どもの場合には、周囲の人にできることも大きく変わるように思う。子どもであるからには、それはまず、親に関してである。前章では、依存症者自身にできるだけ責任を取らせるという考えを述べたが、子どもの場合、年齢によっては、自分で自分に関する責任を取れるほどには成長していないこともあるだろうから、親が主導権を握らなければならないときもある。また、子どもは親の愛情を実感して成長するものなので、先に述べた「一線を画す」といった態度も、それがつき放されているような印象を与えてしまうことになるならば、逆効果になる可能性もある。

2　ネットやゲームと依存症

物質の摂取のない依存

アルコールや薬物への依存と比べて、物質を体内に入れることがない特定の行為への依存を、身体の依存として捉えることは難しいかもしれない。私がＡＡに加わったころには、インターネットやコンピュータゲームはまだ存在していなかったし、過食、セックス、買い物といった特定の行為に過剰にのめり込むことを依存症として理解することは、まだ一般的なことではなかった。依存症の対象として認識されていたのは、アルコール、タバコを含む薬物、そしてギャンブルの三つのみだった。そのうち、アルコールと薬物に対する依存は身体の依存として認識され、ギャンブルは単なる精神的な依存であると理解されていた。しかし、依存症のメカニズムが解明されるにつれ、そうした区別はあまりされなくなってきた。岡田が「あらゆる依存症は、基本的に同じメカニズムで進行していく」と述べている（岡田 二〇一四、一二三頁）とおり、現在では、すべての依存症において共通性が意識されるようになっている。

行為への依存は「プロセス依存」、「過程依存」、あるいは、「プロセス嗜癖《しへき》」、「過程嗜癖」と呼ばれる。物質の摂取を伴わないため、飲酒の際にアルコール成分が脳の報酬系に直接に働くといったような現象がそこで起きることはあり得ない。アルコール同様、依存性薬物の中にも、その成分が脳の報酬系に直接に働くものがある。大麻やアヘン系の薬物はそうであると言われる。

しかし、依存性薬物の中には、その物質自体が脳の報酬系の中で直接作用するのではなく、むしろドーパミンなどの物質の異常な分泌を促すか、あるいはその物質が適宜減少するのを妨げるものもある。その代表的な例が覚醒剤である。覚醒剤は脳内においてドーパミンの分泌を促し、脳がそれを必要なものとして認識することで強い依存症が生じる。

こうしたことから考えると、物質の摂取を伴わない行為であっても、もしそれがドーパミンなど脳の報酬系の物質の分泌を促す刺激を十分に与えるならば、そして特にその刺激がなくなったときに、不安や苛立ち、あるいはむなしさ、無念さや後悔などの感情が生じるならば、脳がその行為に依存するようになると考えることができる。したがって、こうした行為への依存も身体の病気だと言い得るのである。行為への依存の中で、最も古くから依存症として認識され、最も研究が蓄積されているのは、ギャンブル依存についてである。ギャンブル依存は、予想していなかった幸運が訪れた際のドーパミンの分泌に関係するものだと言われる。物質の摂取はまったくなくとも、アルコール依存症と同様に、それは脳の仕組みによる依存症なのである。そうであるならば、他の行為への依存でも、同じような現象が起きていると考えることができる。ネットやゲーム依存がその一例であるとの可能性は排除されない。

ネットやゲームの場合

実際多くの専門家は、ネットやゲームへの依存をアルコールや薬物への依存と同様のものと認識している。「二〇一三年、アメリカ精神医学会は紆余曲折の末、新しい診断マニュアルＤＳＭ－５においてインターネット・ゲーム依存症（internet game addiction）を「インターネット・ゲーム障害（internet gaming disorder)」として採用し、暫定的ではあるが、診断基準を定めるに至った」（岡田 二〇一四、一二一－一二三頁）のである。

岡田は一九九八年に報告されたイギリスでの研究結果を伝えている。それはテレビゲームの脳への影響の測定で、「八人の男性ボランティアが五十分間ゲームを行ったとき、ゲーム開始前とプレイ後で比べると、脳内の線条体と呼ばれる領域で、ドーパミンの放出が二・〇倍に増えていた」。それは体重一キログラムあたり〇・二ミリグラムの覚醒剤を静脈注射した際の二・三倍という増加に「ほぼ匹敵するもの」だという（同前、三九頁）。また、NHK『クローズアップ現代』の「〝つながり〟から抜け出せない～広がるネットコミュニケーション依存～」（二〇一二年十月二十二日放送）では、次のような解説がなされた。

ソーシャルメディアに書き込んだことが評価されると、脳内でたくさんのドーパミンが放出され、快感を感じます。ところが、次に評価を期待して書き込んだことに反応がないとドーパミンの量が減って大きく落胆してしまいます。落胆したあとに再び評価されると、今度は喜びが倍増し、さらに多くのドーパミンが放出されます。これが繰り返されると、快感がどんどん大きくなってやめられなくなるというのです。

コントロールの喪失

ネット使用やゲームが計画的だとは到底思えない事例は少なくない。『ネット依存症のことがよくわかる本』では、次のような例が挙げられている（樋口監修 二〇一三、一六頁）。

・平均して一日十六時間ゲームをし、大学を中退し、ゲームのためにバイトもできず、幻聴を聞くに至ってしまった二十代後半の女性
・ゲームのために会社もやめ、家事を放置し離婚に至ってもやめられない女性
・ネットのために仕事がいい加減になり欠勤も増え、勤め先から解雇された会社員

さらに子どもの事例として、ネットにはまりすぎた結果、第一志望の高校に合格できなかったばかりか、入学した高校にさえ数日間しか通わず中退してしまった生徒のことが挙げられている（同前、一四頁）。この生徒は自分なりの人生計画を立ててはいたが、ネットのためにそれを犠牲にしてしまったのである。それを本人の選択によるものだとは考えにくい。

ネットやゲームへの依存から生じる深刻な苦痛も報告されている。精神的な現象としては、劣等感、抑うつ感、苛立ちなどで、これらはうつに発展することもある（同前、一六頁）。また幻聴や幻覚を経験したり、頭痛、だるさ、吐き気、腱鞘炎《けんしょうえん》といった身体的な症状もある（同前、二一頁）。

命そのものに関わる事例もある。樋口は、ネットに長時間はまってしまったことが原因で静脈血栓塞栓症（ロングフライト血栓症、エコノミークラス症候群）によって死亡した例、母親がネットにはまり子どもを放置して死亡させた例、さらには、ネットにお金を注ぎ込み過ぎて借金を作り、自殺に至って

しまった例を挙げている（同前、一六頁）。また、ＮＨＫ『クローズアップ現代』でも、「フェイスブックに夢中になった主婦が、高熱の一歳の息子を放置し死なせるという事件も起きた」（ＮＨＫ『クローズアップ現代』「〝つながり〟から抜け出せない」）と伝えられた。

これだけの損害を人が望むはずはなく、本人の意志が及ばないところに原因があるとしか思えない。こうした現象が生じても、本人が否応なしにネットやゲームを続けてしまうのなら、あるいはまったく自覚することなく続けてしまうのなら、本人の意志が働かなくなっていることを意味していると考えるべきである。それはすなわち、アルコール依存症の仕組みとまったく同一ではないとしても、脳内に同様の変化が生じており、脳自体がその行為を要求しているということである。岡田はパチンコを例に挙げて言う。「最初の段階では、パチンコで大当たりし、景品……やお金を得られるということが報酬であった。ところが、一旦依存症が出来あがってしまうと、勝とうが負けようが兎《と》に角《かく》やり続けたいと思う。つまり行為自体が目的化し、行為を繰り返すこと自体が報酬となっている」（岡田 二〇一四、一七七頁）。これはネット依存症やゲーム依存症にも当てはまる。

離脱症状

もし脳自体が依存するようになっているのであれば、使用を断ったときには脳がそれに反応し、何らかの不愉快が生じるはずである。苛立ち、焦り、恐怖、無念さなどを感じるからこそ依存行為の繰り返しに流されていく。アルコールや薬物の離脱症状で生じる身体的症状のすべてが起こらないとしても、離脱症状と判断し得る現象は報告されている。

樋口は「ある患者さんの言葉を借りれば、「オンラインゲームの世界から離れると、抜け殻のような、生気のない感じになってしまう」のです。これは他の依存症でいうところの離脱症状に似たもので、治療の対象と考えていい状態です」（樋口 二〇一三、八七頁）と述べている。また、親が「オンラインゲームのやりすぎを咎《とが》めると、怒鳴り返してくる、物を投げるなど、それまでの本人の性格からは考えられない興奮した反応を見せ」、そうした「精神状態を禁断症状のひとつと考えている学者もいます」とも指摘している（同前）。

ゲーム機を取り上げられたときやり過ぎをとがめられたときに、激高したり、言い争いを起こしたりすることは、ゲームをしないこと、ネットにつながらないことへの不安と焦りを示しており、それは間違いなく離脱症状に通じるものであろう。岩崎メンタルクリニックの岩崎正人は、アルコール依存症やギャンブル依存症の離脱症状との類似に明確に触れて、「ゲームができないとイライラして、落ち着きがなくなってしまう」ことを指摘している（岩崎 二〇一三、三九頁）。また、NHK『クローズアップ現代』で取り上げられた少年は、携帯電話やスマートフォンが回収されたとき、「いつも使っていた物を取られたから心がさびしい気分です。持っていないと手が震えますね」と言っている（NHK『クローズアップ現代』「〝つながり〟から抜け出せない」）が、これも離脱症状であると思われる。

このように、ネットやゲームへの依存にも、離脱症状に相当する現象があることが臨床的に裏づけられている。ただし、アルコール依存症者が、酒を飲まずにいるときの不安や落ち着かなさを離脱症状とは認識しないのと同様に、ネットやゲームに依存している人たちも、それが離脱症状だとは意識していないのが普通だろう。岡田も「気分の落ち込みや意欲の低下、不安、不機嫌やイライラ、家族への攻撃」を離脱症状としてリストアップしたうえで、「大抵は、それが離脱症状だとは気づかず、ただ不快な気分や不安から逃れるために、無意識的にゲームを再開してしまうので離脱症状も消えてしまう。それによって、本人は、ゲームが厭《いや》なことを忘れさせてくれると感じ、いっそうゲームが救いであり、それなしでは暮らせないと感じる」のだと指摘し、この点で「薬物依存とよく似ている」と述べている(岡田 二〇一四、八九－九〇頁)。これは、離脱症状を実感しないうちに次の飲酒を始めてしまい、自分に離脱症状が起こるという認識を持たないといったアルコール依存症者の事例に似ていると思われる。

3　回復について

目指す回復

アルコール依存症においては、回復——飲酒を完全にやめることによって依存から解放されること——は可能であるが、治癒——「酒を飲み始めたら自分ではやめることができない」という自分を正し、節度を持って飲めるようになること——はないことは先に述べた。この点は、ネット依存症やゲーム依存症との比較を難しくする。

私の長年の専門であるアルコール依存や薬物依存、たばこ(ニコチン)依存などでも、依存対象の摂取をやめることがひとつの明確なゴールになります。……ところが、ネット依存は事情が異なります。今後、私たちの生活からネットがなくなることはなく、むしろ今以上に密着していくことでしょう。……本人が利用するサービスを限定する、使う時間帯を決めるといったルールを作り、うまく付き合っていくしかないということにもなります。（樋口 二〇一三、一六一頁）

確かに、現代においては、ほとんどの人にとって、コンピュータやネットから隔離された生活は考えられない。したがって、ネット依存の場合は、コンピュータやネットの使用を完全に断ち切ることをゴールとするには無理がある。そこで、アルコールの場合には考えられないものである「コントロールの回復」を目指すこととなる。

先に紹介したNHK『クローズアップ現代』「〝つながり〟から抜け出せない～広がるネットコミュニケーション依存～」では、自分のためにルールを作り、使用を制限することが解決策として挙げられ、その成功例も紹介された。出演者の一人は、「去年まで1日100回以上ソーシャルメディアに書き込む生活を送っていました。今ではタイマーを使い1日の利用時間を20分に制限し」、「かつては家族との食事や旅行のときも、パソコンから目を離さなかった」が、「今では、週末はあえてネットは使わず、意識的に家族との時間を作る努力をしています」と述べた。本人も自分の変化を実感している。「昔の自分じゃ本当に信じられない。一時間パソコンを見ないだけで、不安でしょうがなくなる過去に比べたら、本当に変わったと思う」（NHK『クローズアップ現代』「〝つながり〟から抜け出せない」）。

同番組では、他にも、制限の試みの成功例が挙げられた。韓国で採られた対策は「全国の小中学校などで検査を行い、重度のネット依存と判明した子どもをインターネット治療合宿に参加させ」ることだった。合宿では、実際にスマホなどを取り上げて生活スキルなどの向上を目指したことで、かなりの割合でネットの利用時間削減に成功している。「これまで合宿に参加した子どもは1100人。およそ6割がネットの使用時間を減らし、依存から回復に向かっているといいます」(同前)。

しかも、さらにアルコール依存症に対する治療との違いを感じるのは、使用の制限ができるようになるには、目標(たとえば一日二十分)に即座に到達しようとするのではなく、調整しつつ徐々にそれに近づいていくということである。たとえば、一日十五時間以上オンラインゲームをプレイしていた高校生のT君は、「いきなりゼロにするのではなく、五時間、六時間は使ってもいいことにして、まずは食事や睡眠などの生活時間を回復」し「本来持っていた現実世界への好奇心を取り戻していきました」(樋口 二〇一三、一一八頁)。T君は、学校に行こうとの気持ちを持ち始め、大学受験を考えるようになり、生活に具体的な変化が表われた。

岡田も徐々に使用を減らしていくことを勧めている。「明け方までやっている人ならば、午前三時まで切り上げる、を最初の目標にする。二時三時までやっている人なら、十二時までで切り上げるのを、当面の目標に据える」(岡田 二〇一四、二五九頁)。

こうしたことは、タバコを例にして考えれば理解しやすい。タバコも同じ依存症ではあるが、きっぱりやめるのではなく、徐々に減らしていくことは当たり前に行なわれているだろう。AAの創立者ビル・Wも、タバコは徐々に減らしてやめた(*Pass It On*, p. 398)。おそらく、アルコールや薬物の場合に生じる、「酔う」、「判断力を失う」といった状態にはならないものでは、それが可能なのであろう。

制限についての疑問

治療において制限を目標にすることに関して、成功事例が十分にあるならば、私も異議を申し立てようとは思わない。しかし、アルコール依存症の経験から、気になることを指摘しておきたい。

一つは、制限の成功例についてであるが、治療の継続中には、コントロールを効かして使用時間を減らせるかもしれない。しかし、治療が終了し、それによる束縛も支えもなくなってもコントロールを継続できるか、それが心配である。逆戻りの可能性も、依存症の進行性が現われいっそう悪くなる可能性もあるように思う。岡田は次のように指摘する。「覚醒剤を本当にやめられるかどうかの分かれ目は、普段やめられているかどうかだけではない。ふと魔がさした瞬間に、それをこらえることができるかどうかである。インターネット・ゲーム依存の場合も同じだ。しばらくやめていても、必ずまたやりたいと思うときがある。やりたいと思ったとき、少しぐらいいいだろうと思ったとき、踏みとどまれるかどうかが勝負の分かれ目だ。自分はもうゲームをやめているので、少しくらい大丈夫だと思ったら最後、インターネット・ゲーム依存は卒業できない」(岡田 二〇一四、二八一頁)。

また、先に紹介した韓国における治療合宿の成果に関しても気になることがある。使用時間を減らすことに成功した六割には、ネットを過度に使用していたとしても依存症にまでは至っていない人が含まれていた可能性がある。依存症でなければ、使用の制限は可能である。また、確かに依存症であったとしても、一時的な改善を示しているに過ぎない人が含まれている可能性もある。アルコール依存症でも、一時的な改善を示すことは珍しくない。したがって、改善を示した六割の中には、いずれ依存症的な使用に戻り、依存症が進行していく人もいるかもしれない。さらに、合宿の後にネットの使用時間を減らすことのできた人たちに関し、その減らしたという情報がどのように集められたのかという問題もある。

アンケートなどによる自己報告を基にした結論ならば、依存症になっている人がそれに正確に回答するかが問題になる。前に述べたとおり、私自身、本当は毎日かなり飲んでいたのに、飲酒量に関するアンケートには、毎日一杯だけと回答し、それが偽りであるとの意識をまったく持っていなかった。意識的・意図的であろうとなかろうと、依存症者が語ることが真実からかけ離れていることは多い。

しかし、最も気になるのは、制限に成功した六割の人についてではなく、残りの四割の人についてである。六割がネットの利用時間を減らすことができたということは、すなわち四割はそれができなかったということである。一一〇〇人のうちの四割なのだから、四〇〇人以上である。これは決して無視できる数ではない。この人たちについては、制限という道の可能性があるのか、それとも依存行為を完全にやめるしか道がないのかを検討する必要があると思う。

他の依存症の例から考えれば、脳の報酬系に作り上げられた傾向はなかなか消えず、ほどほどの使用をしばらく継続できたとしても、コントロール喪失の危険は常に潜んでいる。岡田は、「インターネット・ゲーム依存症は、覚醒剤や麻薬と同様、ひとたび取り憑かれてしまうと、生涯続く嗜癖《しへき》となり、その人の人生を蝕《むしば》み続ける」（同前、九頁）と述べているが、一度脳に定着してしまった傾向は、他の思考や生き方による克服が可能であるとしても、完全に取り除くことはできないということになる。

制限の試みの価値

だからと言って、ルールを作って利用時間を制限することの価値を否定するつもりはない。制限に成功すれば、依存症にまだ発展していないのめり込みが依存症にまで発展してしまうのを回避できるだろう。それに越したことはない。そうすれば、ほどほどにゲームやインターネットを楽しみつつ、悪影響を受けることなく人生を送ることができる。

また、制限するという努力は、それで解決できるのか、それとも一切やめるしか道がないのかを見極める手段にもなる。もし努力しても制限を守れないならば、それはコントロールを喪失していることであり、深刻な依存症であることを意味する。その依存行為を一切やめるしか道はないと結論することになる。

いずれにせよ、ルール作りや制限だけでは助からない人、依存行為を完全にやめるしか道がない人がいる可能性も排除すべきではないように思う。さもなければ、切り捨てられる人を作ってしまうことになる。

なお、依存症者自身は、脳が依存行為を守るように働くため、使用時間が批判されたりすると激高したりするので、その行為に対する強い執着や欲望を持っているとの印象を周囲に与える。もちろん、そうした気持ちは実際にある。しかし、同時に、かなり辛くも感じ、自分の将来に関し相当の不安を抱いていて、心の奥底に、依存行為から解放されたいとの思いを持っている可能性もある。自分の問題について十分な認識を持ち、さらに依存行為を回避することが可能だとわかれば、しかもそれは単なる我慢によってではなく、依存行為から解放された生活は充実感と喜びのあるものになる可能性があるとわかれば、制限することよりも完全にやめることを選ぶ場合もまたあり得るであろう。

何をやめるか

樋口の指摘をまつまでもなく、現代においては、コンピュータやインターネットから完全に切り離されて生活することはほぼ不可能である。ここに、ネット依存症やゲーム依存症の難点の一つがある。アルコール依存症の場合は、飲酒さえ避ければ回復が可能であり、その条件を守るのは十分に可能なことである。まだ飲んでいるアルコール依存症者には想像しがたいことであろうが、慣れてくれば、一切飲まないでいることは難しいことではない。しかし、現代において、コンピュータやインターネットを一切使わずにいることは難しい。

この点においては、アルコール依存症よりも他の依存症のほうが参考になる。たとえば食べ物に依存し過食してしまう摂食障害の人たちは、当然ながら一切食べずにいることはできない。セックス依存症の人も、性行為を完全にやめることをゴールにはできないだろう。買い物依存症の人たちにしても然りで、買い物を一切せずにいられる人はほとんどいない。こうした依存症を抱える人たちは、依存的な行為と健全な行為とを区別し、特定の依存行為のみを一切しないことで回復していく。たとえば、摂食障害者の自助団体であるＯＡ（オーバーイーターズ・アノニマス）では、依存行為を回避することを「アブスティネンス」という言葉で表わし、それを次のように説明している。

アブスティネンスとは強迫的な食べ方をしないことと、強迫的な食べ方にむすびつく行動をしないことという意味で用いています。その基準については一人ひとりが違います。たとえば、吐くのをやめることをアブスティネンスと考える人、チョコレートや飴などの特定の食べ物をやめるのをアブスティネンスと考える人、普通に一日三食食べられるようになったことをアブスティネンスと考える人、のように違いがあります。メンバーたちはこのような個々人のアブスティネンスをお互いに尊重しています。(OAオーバーイーターズ・アノニマスJAPANホームページ)

ネット依存やゲーム依存の場合も、コンピュータやインターネットの特殊な使い方をもって依存症になっているのが普通だろうから、その特定の使い方に対応すれば、回復は可能なはずである。それ以上にコンピュータの使用をやめることは不要なはずである。岡田は、数年間オンラインゲームに依存していた二十歳代後半の男性が、「ある日やって来るなりに、「ついやりたくなるので(オンラインゲームの)アカウントを削除しました」と言った」との事例を紹介している(岡田 二〇一四、二五八頁)。これは、コンピュータやインターネットを一切使わなくなったのではなく、はまっていた特定のオンラインゲームをやめただけのことなのである。

我慢だけではない回復

アルコール依存症とAAのことを参考にすれば、依存症者が回復に向かうには、二つの条件があると言える。

一つは自覚である。ネット依存症、ゲーム依存症の場合でも当然それが必要とされるはずである。その自覚とは、アルコール依存症と同様に、依存行為と依存症者の人生に起きている問題との因果関係——すなわち、ゲームやネットが自分の人生において破壊的になっていること——、使用をコントロールできていないこと、そしてコントロールできないことの原因が自分の中にあることを認識することである。要するに、依存症に影響され、依存行為に導いてしまう自分の頭が病気なのであり、依存行為こそ健康的であり、必要なのだという実感は病理が作り上げているものだと認識し、それに従って行動すべきではないと気づくことである。

もう一つの条件は、依存行為をやめることで必然的にみじめになるのではなく、やめることにこそ希望があるのだとの気づきである。アルコール依存症者にとって酒のない人生は想像しがたいものであるように、ゲームやネットを楽しんできた人にとって、それをやめるのは考えにくいことだろう。節度のない使用から問題を多く抱えるようになっているとしても、自分の心の中から「やりたい」との思いが消えることは想像できないだろう。だから、やりたいとの思いを持ちながら我慢するようなやめ方しか思いつかず、「したい」思いと「してはいけない」思いの葛藤がほぼ絶え間なく続くようなやめ方しかイメージできないだろう。それは確かにみじめな回復となる。だから、やめることは、辛い我慢の生活ではなく、そこには真の解放と幸福があるのだという気づきが必要なのである。アルコール依存症者の場合は、我慢だけの回復ではうまくいかないことを説明してきた。我慢だけの回復には依存対象への渇望現象が残り、葛藤が継続してしまうのであるが、その葛藤自体から解放されることが大事なのである。そうなって初めて頭が解放され、家庭生活、仕事、勉強、友人関係、さまざまな社会活動や他の趣味など、人生を豊かにするものに精力を注ぐことができる。

別の楽しみでは

我慢だけではない回復を得るために、他の娯楽や趣味の楽しさを覚えさせようとするという考え方に出逢うことがある。だが、アルコール依存症からの回復について語ったときに、欲求を満たす、あるいは辛い感情を緩和するために飲酒とは別の方法を試みることに関して述べたことを思い出していただきたい。依存症者は、依存行為のほうが楽しいと考えてしまう病理をどうしようもなく持っているから、楽しさを求めることで解決しようとする限りでは、依存行為こそが最も楽しいという思いは常に待ち伏せているのである。それに、別のものに楽しさを見いだすことで解決しようとしても、その別のものが依存の対象となり、二重依存が成立してしまう心配もある。

依存症者を依存行為から離すため、現実世界や実生活の楽しさを意識させようとするという考え方に出逢うこともある。しかし、依存症者にとっては、現実世界や実生活が楽しいとは思えない状況がほぼ確実にある。人生には、さまざまな辛い体験が起こるものである。実生活に辛いことがあったからこそ依存行為へとのめり込むケースは多い。私の父の依存症の背景には戦争体験があり、私自身にはその父親に育てられた経験があった。

そして、依存症によって作り上げてしまった困難も必然的に多い。アルコール依存症者が断酒を始めるときには、多くの場合、長年の飲酒が原因で実生活に数多の困難を抱えている。家庭や職場で問題が生じていることは普通だし、場合によっては警察沙汰やその他の法律上の問題すら抱えている。酒をやめて間もなく解雇されたり、配偶者に逃げられたり、さらには逮捕されたりするなど、その状況は実にさまざまである。

また、子どものネット依存やゲーム依存の背景には、学校でのいじめ、家庭の不和、親の離婚などの問題が関係している例が多いとも言われる。こうした問題があれば、実生活や現実は楽しいと説得するのは難しい。要するに、別の娯楽にしろ、実生活や現実にしろ、その楽しさと依存行為の楽しさを天秤にかけるような試みからは、さしたる効果は期待できない。

生き方を変える

「楽しいほうを選ぶ」といった考え方ではなく、むしろそれとは異なった基準を見つける必要がある。実際は、一時的な辛さや苦労を受け入れる必要がある場合はある。それによって、より充実した幸福感のある人生が可能となるということはある。アルコール依存症者を例に取れば、依存行為によって自分の人生が破壊されていることへの、徹底した絶望を感じることが回復を求めるきっかけとなることが多い。助けになっていると思っていた依存の対象そのものが、本当は自分を破壊してしまっているのだと気づき、その気づきから生じる絶望の中から回復を求め始めるのである。ネット依存症、ゲーム依存症の場合も同じだということは想像に難くない。楽しさ、安堵感、安心感ばかり求めるよりは、依存行為によって自分の人生がいかに破壊されているかに直接向き合うことが大切である。

アルコール依存症からの回復を取り上げた際に、感情や気分ではなく、行動を変えることから始めることが大切だと述べた。ＡＡは「十二のステップ」と呼ばれるものを通して、生き方のためのいくつかの提案を行なっているが、根本的に言えば、それは誠実さ（自分自身に対する誠実さ、及び自分の振舞いや失敗に対する誠実な対応を含む）と他者に手を差し伸べることを基盤に据えた生き方である。楽しさ、安堵感、幸福感などを直接に目的に据えるものではないが、生き方の変更を通じてそれらを得るための基盤をより確実に作るものである。外部からの刺激を通してではなく、自分の生き方、自分からの行動によって、自分の内部における幸福の基盤を作っていくことである。

苦難に向き合う事例

私にとってかなり身近な例を挙げると、私より八年後にアルコール依存症から立ち直った親戚がいる。彼は酒をやめて一週間も経たないうちに職場で怪我をし、二泊だけだったが入院することになった。飲酒によって自分の家庭生活がどんなにダメになっていたかには、そのときはまだ気づいていなかったらしい。しかし、退院して家に戻ると、妻は子どもたちを連れて家を出ていた。家具までもすべてなくなっていた。彼は母親のところから食器を借りて、床に座って食事をし、床で寝た。妻と子どもがいなくなった悲しみ、そして自分の入院がそのように利用されたことへのショックは大変大きかった。そのときに彼が、どちらがより楽しいかという基準だけで選択していたならば、おそらく酒を飲むほうを選んだだろう。

零細企業ではあったが、彼は自分の建築会社を持っていた。以前は従業員が何人もいたが、長年の飲酒により本人以外に従業員はいなくなっていて、借金も抱え倒産寸前だった。しかし、AAに参加して回復を図り、他のアルコール依存症者の相談に乗ったりしていることが、資材を最も多く購入していた、最大の債権者である販売店の店長の耳に入った。その人は彼の回復を応援するために、相当な額の返済を六か月ほど猶予《ゆうよ》した。さらに彼の弟が、自分の仕事を調整して兄のもとに向かった。二か月にわたって兄弟二人で水タンクを造り、周辺の農家に販売して、倒産を回避するに十分な額を稼いだ。

彼は依存症からの回復の維持に成功し、その二か月の作業は兄弟にとってかけがえのない思い出となり、二人の関係は深まった。さらに、請求書を切るのを控えてくれた店長との信頼関係も大変深まった。妻との関係こそ修復しなかったが、子どもたちは戻ってきた。大きな悲しみと苦労を経たのは事実だが、その後に得た幸福も大きかった。

ＡＡの経験は示している。現実世界の楽しさは結局このようなものであるのだと。楽しさは、それ自体を求めて得られるものではない。楽しさ以外のもの、特に人のためになることや人との良いつながりを築き上げることで得られるのである。それは、ＡＡの創始者たちが他のアルコール依存症者の助けとなることで得た楽しさである。楽でいるか苦労しているかといった判断基準にとらわれず周囲に貢献するときに得る楽しさである。積極的に人と関わる生き方に努めていれば、必ず自分の状況は改善され、より楽しく、幸福感のある人生を送ることが可能になる――、ＡＡの経験はそれを示している。

4　ＡＡから学べること

ＡＡには、これまで述べてきた理念の実践にあたって、他の依存症者に勧めることのできるいくつかの考えがある。本章のまとめに代えてその主要なものを紹介したい。

今日一日

特定の行為に長く親しんできた人が、その行為を一生やめるよう言われれば、それを想像を絶する要求だと思うのは無理もない。一年間でも、二、三か月であったとしても無理だと思うかもしれない。これに対し、今日一日のことだけを考えるというＡＡのやり方がある。明日のことは明日に任せる。今日できるのは、今日依存行為をしないことでしかない。だから、今日のことだけを考える。新しい生き方を身に着けるのも同じである。長期にわたってどうできるかにあまりとらわれずに、そのために今日できることだけを考えればよい。ＡＡには、何十年も飲酒をやめている人たちがいる。この人たちは、そうした今日を一日一日重ね続けているのである。この考えは、他の依存症者にもぜひ勧めたい。

他者の手助け

回復の道としてＡＡが提供する考え方の一つに、他者に手を差し伸べることがある。ビルがドクター・ボブに手を差し伸べ自分の渇望現象を乗り越えたように、依存症者の頭を健全にするために、他者に手を差し伸べることがきわめて効果的な手段だということを長年の経験が裏づけている。それはまだ依存症にはまっている依存症者への働きかけと、同じく依存症から立ち直ろうとしている人との交流を含む。このことがネット依存症、ゲーム依存症に当てはまらないとは思えない。それは何よりも、生きがいを与え、渇望現象との葛藤が生じないようにする方法として効果的である。他者とつながり、他者と交流し、他者のために役立とうとするのは人間の本性である。依存症は、逆に孤立を作り上げてしまう。同じく依存症を抱えている人との交流、その人たちのための働きは、そうした人間の本性にかなう生活を取り戻す出発点となる。

ＡＡの経験は、依存症者自身には、他の誰にもできない貢献が可能だということも明確にしている。

依存症者を最も理解できるのは、誰よりも同じ問題を抱える他の依存症者なのである。だから、依存症者に伝わるように一番話せるのは、他の依存症者である。また、同じ依存症を抱え、そこから立ち直ろうとしている者同士には、大変強い仲間意識が生じる。これは大きな励ましと力になる。さらに、長期にわたって依存行為をやめている依存症者の経験は、これからそれをやめようとする人にとって大きな希望となる。同じ依存にはまっていた人が解放され、幸福で充実した日々を送っているのを見れば、回復を目指し始めている人は大きな励ましと希望を与えられる。このことがネット依存症やゲーム依存症に当てはまらない理由はないだろう。

自助団体の利点

ＡＡの経験から最も勧めたいのは、自助団体を作ることである。自助団体である以上、それはネット依存症者やゲーム依存症者自身が作るものである。米国では、ネットやゲーム依存のための自助団体はすでに発足している（Internet and Tech Addiction Anonymous, ITAA〔インターネット及び技術アディクション・アノニマス〕http://www.netaddictionanon.org/）。その団体に連絡を取ったり、あるいは、日本にあるＡＡやその他の自助グループに連絡を取ってそのやり方を参考にするなどして自分たちのグループを作れば、大きな助けになると思う。

むすび

1　問題の規模

日本における依存症の広がり

依存症は、現在の日本社会においてどの程度の広がりを持っているのだろうか。

アルコール依存症に関しては、厚生労働省研究班（樋口進代表）が二〇一三年七月に行なった調査に基づき、治療を必要とする人は約一〇九万人との推計が出ている（「アルコール依存109万人　厚労省研究班推計」『医療新世紀 Medical News』）。無視できない数値であることは確かだが、他の先進国に比べ高い数値であるわけではない。

薬物依存症に関しては、国立精神・神経医療研究センターの和田清が中心になって二〇一三年に行なわれた「飲酒・喫煙・くすりの使用についてのアンケート調査」によって、有機溶剤、大麻、覚醒剤、MDMA（エクスタシー）、危険ドラッグ、コカイン、およびヘロインの「いずれかの薬物の生涯経験率は、二・五％」（国立精神・神経医療研究センター薬物依存研究部『飲酒・喫煙・くすりの使用についてのアンケート調査（2013年）』一七頁）だとの数値が出されているが、これは二〇一一年の調査結果である二・七％から微妙な減少を示している。報告書の結論によれば「薬物乱用の生涯誘惑率、生涯経験率は、経年的視点からは、ほとんどの薬物で「横ばい」傾向を示す中で、唯一、大麻だけが生涯誘惑率、生涯経験率ともに確実な漸増傾向を示していた」（一八頁）とのことである。これも他の先進国と比べればとても低い数値であり、日本人の遵法精神と効果的な取り締まりの結果である（一八頁参照）と言えるだろう。上記調査では、最近になって顕在化した、いわゆる「危険ドラッグ」の使用については増加傾向にあることが示されているが、それ以降は、規制における抜け穴が解消され、販売ルートもかなり制限されたため、入手が困難になり、一時と比べて使用者および使用による事件は少なくなっている。この一時的な普及が示すように、油断すれば増大の可能性は常にあるし、現に依存症になっている人の治療は必須であるが、そうだとしても、物質依存に関しては、他の先進国と比べ、日本の状況は良好であると言える。

一方、プロセス依存と呼ばれる行為や経験への依存については、日本の状況は深刻である。ギャンブルに関しては、「国内でギャンブル依存症の疑いがある人は推計で成人の四・八％、五三六万人に上る」という厚生労働省の調査報告がある。これは「米国一・六％や韓国〇・八％と比べ格段に高い」（『朝日新聞』二〇一四年十月十八日）。

ネット依存については、二〇一三年に厚生労働省研究班が実施した調査により「パソコンやスマートフォン（スマホ）に没頭する「インターネット依存」の傾向のある成人男女が全国で推計四二一万人に上る」ことが明らかになっている（『日本経済新聞』二〇一四年八月二十一日）。これは成人に関してであるが、中高生については五二万の依存症者がいると、二〇一二年に行なった調査を基に樋口が推計している（樋口 二〇一三、二〇頁）。両者を足せば、その数は四七三万人にものぼる。さらにそれは、高校を卒業あるいは中退した未成年や小学生を含んではいないので、それらをも含めれば、ギャンブル依存症者とほぼ同様の数値になるだろう。

タバコ、過食、買い物などへの依存も足せば、日本社会において、制御困難な依存によって人生が混乱している人はきわめて多いとの結論になる。アルコールとギャンブル、薬物とアルコールといった、二つ以上の対象に同時に依存する二重依存は珍しくないので、アルコール依存症者、ギャンブル依存症者などの人数を単純に足して依存症者の総数を得ることができるわけではない。しかし、いくら二重依存が多いと言っても、依存症者の総数は総人口の一割を決して下らないだろうことは容易に推測される。もし、それぐらいの割合であるならば、それは社会全体にとって大きな課題となる。

日本だけでなく、多くの先進国において、依存症の問題は拡大している。依存症者の数自体が増えているし、依存の対象となるものも多様化している。薬物の種類もギャンブルの種類も増えているし、コンピュータやインターネットの普及も、依存症の対象を増やすことに拍車をかけている。

増大の要因

どうして、人は依存症になり得る行為をしてしまうのだろうか。

合法的な飲酒にしろ、違法な薬物にしろ、最初に使い始めるきっかけは人からの誘いだろうが、本当にのめり込む理由には、ストレスやトラウマ、憂うつ、圧迫感、孤独、退屈などがある場合が多いだろう。依存症者の数の増大は、そうした精神的な要因の増加によるのだと言えるだろうか。私はそうは思わない。そもそも、そうした要因は、過去の時代に比べ本当に増えているのだろうか。軍国主義の時代、戦後の貧困の時代、高度成長期の時代などに比べて、現在のほうが多いと考える理由はあるだろうか。にもかかわらず依存症者の数は増している。依存症へと導く精神的要因が時代によって変動すると考えるよりも、依存症者を生み出しやすい社会状況ができてしまっていると考えたほうが正確ではないだろうか。

そうした状況は、基本的に三つの条件によって作られていると考えられる。和田清が指摘している入手可能性が一つで、後の二つとは、依存症の対象となるものの多様化と依存行為の開始年齢の低下である。

入手可能性について和田は「手に入れられる環境……であれば薬物をやる人は増える」と述べ、「性格傾向」のようなものは「あまり関係ありません」と主張している（和田 二〇〇九、四頁）。

また、依存の対象となるものの多様化は、その入手可能性を高めている。つまり、多様化によって、依存対象となるものがより多くの人にとって身近なものになっている。また、アルコールや薬物に関して依存症にならない人が、対象が他のものになれば、依存症になるという可能性もある。薬物、ギャンブルの種類の多様化もあるが、何よりもコンピュータやインターネットの普及によって多様化が進んでいる。依存対象になり得るものが多様になって入手しやすくなれば、依存症になる率も高まるだろう。

そして、開始年齢の低下は、深刻な要因となる。アルコールについて言えば、飲酒開始が早ければ早いほどアルコール依存症になる確率が高まるということは、研究結果として確定している。すでに述べたようにそれは、ネット依存症やゲーム依存症にも当てはまると指摘されている。だから、今の子どもたちがネットやゲームを利用し始める年齢が気になる。樋口は総務省の調査結果として、「青少年のネットの利用率は、一三歳から一九歳で約九六%、六歳から一二歳の小学生でも約六二%」との統計を挙げており（樋口 二〇一三、七二頁）、岩崎正人は「子供がゲームに初めて触れる年齢は、ほぼ四歳から十歳ぐらいまでだ」と指摘している（岩崎 二〇一三、三〇頁）。開始年齢が低いということは、それだけ脳の発達が未熟なときに開始するということであり、その後の脳の発達が影響を受け、依存症になる確率が高まる。それは大変懸念される事態である。

入手可能性などの背景要因

では、現代社会において依存症の対象となるものが普及する原動力はどこにあるのだろうか。それは難しい問いではない。当然のことであるが、それを売ることで稼ごうとする人がいるからである。依存症の対象となるような商品は、供給過多の心配がほとんどなく、売れば売るほど需要はさらに増える。したがって、ある意味で理想的な商品なのである。

ネットやゲーム、ギャンブル、アルコールなどにはまってしまう人たちは、結局誰かの金儲け戦略に躍らされているのである。NHK『クローズアップ現代』もこの問題を取り上げ、「あるゲーム会社の内部文書」には、「新しいゲームを作る上での方針」は、「競争をあお」り、「ゲームに、はまらせ」、「利用者の心理を巧みについて、ゲームにのめり込ませる」ことであるとうたわれているという事実をリポートした。また、業界関係者の考え方を示すものとして、次のような証言を紹介した。「勝って気持ちがいいんです。他の人より自分が優れていて気持ちがいい、その気持ち良さにお金をかけさせろってそういう話なんで、もっとのめり込んでもらわないと、売り上げは伸びていかない。もっともっと、のめり込んでもらいたいです」（ＮＨＫ『クローズアップ現代』「ソーシャルゲーム　急成長のかげで」）。

もちろん、依存対象になる製品の製造者を、このような考えを持つ者として一様に捉えることができるわけではない。たとえば酒を造ることは、社交的にも、文化的にも、ある場合には宗教的にも重要な意味を持つものを製造することである。

しかし、ゲームの製造・販売にあたって、金儲けのために、はまらせることを意図的に目標とするならば、それは違法薬物の売買と、少なくとも倫理的にはあまり変わらないことになるだろう。

また、行政が税収や経済効果のために、依存対象になる活動を解禁したり、保護したりすることもある。カジノの解禁などはその端的な例である。

増加は不可避？

収益をもたらすのであれば、はまらせる商品をどんどん作り出して販売する人がいなくなることはないだろう。その意味においては、依存症の問題は現在のような経済からほぼ必然的に生まれるものだとも言い得る。しかも、そのやり方は、いっそう巧みになっていくはずである。行政にとっては、企業が収益を上げ税収が高まることが重要であるのだから、依存対象となるものを生産する産業に厳しい眼を向けずにいる可能性もある。その結果、依存対象の多様化と入手可能性は、必然的に増大していくだろう。

現代においては、こうした状況を前提として、依存症の問題について考える必要があるように思う。今後、依存症は増え、多様化し、複雑化していくだろう。複雑化するというのは、二重依存や依存対象の切り替えが増えるということである（ＡＡの仲間の一人は、依存の対象を頻繁に切り替えることを「なんちゃって依存」と名づけている。そうした呼び名を作ること自体が、そのような依存のあり方が増えていることの証だと思う）。いずれにせよ、依存症は今の社会にとってますます避けて通れない課題になっていく、それだけは間違いない。

2 「向き合う」には

「向き合う」とはどういうことか。それは当然依存症の問題に対する認識から始めなければならないが、行政、教育、メディアなど、さまざまなレベルでの取り組みが必要となる。

行政にできること

まず、医療行政においては、依存症の問題に専門的に取り組む医療関係者と施設の増加が求められ、一般の医療関係者の養成にあたっても依存症への理解と対応について十分な教育がなされる必要がある。さらに、依存症の脳科学に関する研究と臨床の現場における経験に対する調査が、行政によって推進され、支援される必要がある。研究には海外との連携が求められ、研究と臨床現場の間の連携も不可欠である。

行政による取り組みには、法律を通じてのさまざまな対策が考えられる。現時点では、アルコール、タバコ、ギャンブルを未成年者に禁じるのが主な対策であるが、タバコの例を見れば、法律によるさらなる対策が可能なことは明らかである。

ほとんどの先進国では、入手可能性に変化がなくともタバコを吸う人の数が激減している。それは、いくつかの取り組みの成果である。医療行政、医療関係者、メディア、教育現場が協力し、タバコの危険性を広く知らしめたことが大きな要因だろう。タバコの宣伝を制限したり、危険性についての警告文や、健康被害を明確に示す写真などをパッケージに掲げたりすることを義務づけている国もある。さらに、いわゆる受動喫煙を防ぐための規制（公的な場所での喫煙の禁止や制限）も効果をもたらしたことは間違いない。タバコに関しては、多くの人たちの長年の努力が依存症問題の減少につながった。他の依存症の場合はどのような法整備が適切なのか、その成功例を参考にして考えていけばいいだろう。

メディアにできること

また、メディアにおいては、飲酒や喫煙など、依存症となり得るものがコマーシャルや番組においてあまりにも美化されることへの注意が必要だろうし、メディアや教育を通して、依存症やそれに伴う問題への理解を普及させることも大切である。しかし現代では、メディアはあまりにも多様化し、一つの手段だけによる情報発信では、受信する人がかなり限定されてしまうという現実がある。かつては、テレビと新聞で情報を発信すれば大多数の人にそれが届いたが、現在では、新聞を一切見ない人も、テレビのニュース番組を見ない人も少なくない。ネットの限られたサイトだけにニュースソースを頼る人もいる。通信手段が発達したがため、情報入手の方法が多様化し、特定の情報を社会に広く行き渡らせることが一段と難しくなっている。そのため、多様な取り組みが必要となる。

教育を通してできること

したがって、教育の役割がきわめて重要になる。教育こそ、情報を社会に広く行き渡らせるための最善の手段である。

教育については、自分の経験から提言したいことがある。私は二十五歳で飲酒をやめ、ＡＡにつながった。確かに、飲酒のために試験に落ちたし、何人かの信頼を失い、人間関係が壊れた。しかし、多くのアルコール依存症者が経験するひどい禁断症状、家庭の崩壊、仕事や健康の喪失、警察との問題などを経験せずにすんだ。それは、依存症の進行を比較的早いうちに自覚し、飲酒をやめたからである。それができたのは、すでに述べたとおり、予備知識があったからだと考えている。

しかし、今から顧みれば、その予備知識を得た年齢が重要だったように思う。父親のことを理解したくてアルコール依存症に関する報道に接し始めたのは、十一歳ぐらいのころだった。それは当然、飲酒を始めるはるか前である。酒を飲み始めたときにすでにその知識が身に着いていたのはとても大切なことだったと思う。飲酒を始めた後にそうした情報に初めて接したならば、聞く耳はまったく変わっていて、客観性をもってそれを判断することはできなかったと思う。さらに、思春期に入る前であったことも重要だと思う。十代前半のころには、一種の客観性が備わっているように思う。思春期に入ってしまっていたならば、まだ飲酒を始めていなくても、飲酒のある世界を身近に感じ、それに対するあこがれが形成されていたかもしれない。そうしたあこがれが生まれる前に予備知識を得ていたのは重要なことだったと、今にして思う。

したがって、依存症に関する教育を開始するのは、理解するに十分な程度に成長し、思春期にまだ入っていない時期が最適だと思う。小学校五・六年、中学校一・二年のころが最適だろう。

3　まとめ

最後に、自分の経験から、重要だと思っている二つのことについて述べたい。

依存症者の家族のための取り組み

依存症への対応において、依存症者の家族、そして特にその子どもへの支えがきわめて重要だと思う。自分の体験を振り返ってみると、私は、依存症の勉強を始める前から、父親のような人間になることへの恐怖をすでに持っていた。そして、十一歳のころアルコール依存症に関して勉強したとき、アルコール依存症者の子どもの三人に一人がアルコール依存症になるとの記事を読んで、それが三人に二人がならないということでもあるとはまったく考えられず、なってしまうことへの恐怖がいっそう強まった。それは間違ったことだったと今では理解している。

親が依存症であれば、子も依存症になる確率はやや高いことは事実だろうが、ならない確率のほうが高いのだし、なるとしても、十分に予備知識を持っていれば、コントロールを失っている傾向にすぐに気づき、対応できるはずである。おそらく、他の病気の場合でも、家系や育った環境などが理由で、一般の人よりその病気になりやすいならば、初期症状についてのものも含めた予備知識を身に着けた上で、自分の人生がその可能性にできるだけ束縛されないようにするのが最善の対応だろう。依存症者の子どもの場合もそうだと思う。一般の人よりコントロールを失う可能性がやや高いという認識を頭の片隅に置いて、それなりに注意して生きていれば、依存症になることを過度に恐れる必要はないはずである。恐怖に支配されることは決していいことではない。

十代のころに相談に乗ってくれる人がいたら、そうした恐怖にとらわれていた私にとって大きな助けになったと思う。しかし、一九五〇年代後半から六〇年代の前半の当時、そうしたことで相談に乗ってくれる人はいなかった。今では、教育現場や医療現場において、そうした相談に対応できる人材を育成することは不可能ではないはずだ。相談できる人がいれば、多くの依存症者の子どもは、大いに助けられるだろう。そのような支援が広がっていくことを願ってやまない。

回復は早いほうがいい

最後に強調したいのは、依存症から立ち直るのは、できる限り早いほうがいいということである。病気の進行の早いうちに立ち直るならば、その分だけ、辛い思いが少なくなるし、断つこと自体の困難は減る。また、新しい人生を築いていく可能性がその分だけ高まる。アルコール依存症者の回復を見ていると、飲酒の年数が長ければ長いほど、回復した後でも、飲酒をめぐる葛藤がより長く、頭の中でより大きな部分を占めることがうかがえる。飲酒の年数が短い場合は、酒のことにとらわれないで生活することがより容易になる。必要なときだけ自分がアルコール依存症者であることを思い出して飲酒を避け、回復を維持することができるようになる。他の依存症の場合も同じはずである。ここまで述べてきたように、「まだ大丈夫だろう」と考えている間に病気は進行していき、健康、精神状態、家庭生活、仕事などへの影響は深刻化し、依存症の罠自体もいっそう抜け出しにくいものになっていく。依存症者にとって、依存行為を継続することに利点は一つもない。苦しみが増大するばかりである。それを悟って、依存行為をやめてこそ、希望と幸福感のある人生が可能となる。だから、できるだけ病気が進行しないうちに立ち直る——、それが何よりである。

引用・参考文献

ＡＡ出版局訳編『12のステップと12の伝統』ＮＰＯ法人ＡＡ日本ゼネラルサービス（ＪＳＯ）、二〇〇一年。
ＡＡ出版局訳編『アルコホーリクス・アノニマス――無名のアルコホーリクたち』（文庫版）、ＮＰＯ法人ＡＡ日本ゼネラルサービス（ＪＳＯ）、二〇〇五年。
『朝日新聞』二〇一四年十月十八日。
「アルコール依存１０９万人　厚労省研究班推計」『医療新世紀 Medical News』（https://www.47news.jp/medical/shinseiki/279889.html 二〇一八年七月十九日アクセス）
岩崎正人『子供をゲーム依存症から救う精神科医の治療法』株式会社データハウス、二〇一三年。
和田清「薬物依存」『エキスパートに聞く』その５『財団法人　精神・神経科学振興財団 Newsletter』No.6:2-7, 2009.12.1
ＮＨＫ『クローズアップ現代』「〝つながり〟から抜け出せない～広がるネットコミュニケーション依存～」二〇一二年十月二十二日（月）放送（http://www.nhk.or.jp/gendai/articles/3262/index.html 二〇一八年七月十九日アクセス）
ＮＨＫ『クローズアップ現代』「ソーシャルゲーム　急成長のかげで」二〇一二年九月二十五日放送（http://www.nhk.or.jp/gendai/articles/3251/index.html 二〇一八年七月二十九日アクセス）
ＯＡオーバーイーターズ・アノニマスＪＡＰＡＮホームページ（http://oajapan.capoo.jp/anonymous.html 現在は

見られず。ただし、現在は次のブログに掲載されている：https://blogs.yahoo.co.jp/iko9924339371/10078518.html 二〇一八年七月十九日アクセス）
岡田尊司『インターネット・ゲーム依存症――ネトゲからスマホまで』文春新書、二〇一四年。
国立精神・神経医療研究センター薬物依存研究部『飲酒・喫煙・くすりの使用についてのアンケート調査（２０１３年）』平成25年度厚生労働科学研究費補助金（医薬品・医療機器等レギュラトリーサイエンス総合研究事業）分担研究報告書（http://www.ncnp.go.jp/nimh/yakubutsu/report/pdf/J_NGPS_2013.pdf 二〇一八年七月十九日アクセス）
『日本経済新聞』二〇一四年八月二十一日。
樋口進『ネット依存症』ＰＨＰ新書、二〇一三年。
樋口進監修『ネット依存症のことがよくわかる本』講談社、二〇一三年。
Bardi, Jason Socrates, “One Night in San Diego: Tragedy of Alcohol Abuse Drives TSRI Researcher’s Work,” The Scripps Research Institute（https://www.scripps.edu/newsandviews/e_20020225/ print-koob.html 二〇一八年七月十六日アクセス）
Loneck, B., J.A.Garreff, S.M. Banks, “The Johnson intervention and relapse during outpatient treatment,” *American Journal of Drug and Alcohol Abuse* 22.n3 (August 1996).
Pass It On: The Story of Bill Wilson and how the A.A., Message Reached the World, New York: Alcoholics Anonymous world Services, Inc., 1984.
“The History of Alcoholics Anonymous: C. G. Jung / Bill W. Letters - Spiritus contra Spiritum,” Sacred Connections Homepage,（http://www.12wisdomsteps.com/related_topics/history/carl_jung.html 二〇一八年七月十六日アクセス）

"The Little Doctor Who Loved Drunks,", AA Grapevine, 1951.（Silkworth.net ホームページにも公表、http://silkworth.net/silkworth/loveddrunks.html 二〇一八年七月十六日アクセス）

謝　辞

多くの人のご協力がなければ、日本語を母国語としない私は、本書を出版するどころか原稿の完成まででも運べなかったと思います。内容に関して相談に乗り、日本語の表現を磨いてくださった時本美穂さん、奥田太郎さん、森山花鈴さん、篭橋一輝さん、久田璃佳さん、山田華子さん、栃折信太郎さん、今村信哉さん、今村玲子さん、とりわけ、本書の文体を読者にとってわかりやすいものにする作業を全面的に手伝ってくださった奴田原智明さん、また、専門的な見地から本書についてアドバイスをくださった西山仁さん、内藤千昭さん、佐久間寛之さん、小西真理子さんに感謝を申し上げます。そして、出版社への紹介に協力してくださった奥田太郎さん、粂和彦さん、栃折信太郎さんにお礼を申し上げます。加えて、特に最初に東京都某市に赴任してから付き合いを持ってくださり、さまざまな形で支えてくださった方々、および長年の付き合いの中で支えてくださり、考え方や信念を一緒に探ってくださったAAの仲間たちに深い感謝の意を表します。最後にナカニシヤ出版編集部の石崎雄高さんにお礼を申し上げます。

■著者紹介
ミック・S
1947年，オーストラリアに生まれる。父親はアルコール依存症で，自身も若い頃にアルコール依存症に苦しむが，断酒に成功して立ち直ることができた。その後来日し，専門職および大学教員を長年勤め最近定年退職し，現在に至る。断酒の際に，アルコール依存症者の自助団体であるアルコホーリクス・アノニマス（AA）に参加し，現在もその活動を続けている。「ミック・S」は子どもの頃からの愛称をもとにしたペンネーム。ペンネームを使用するのは，無名性を重視するAAの伝統に従うためである（詳しくは本書「まえがき」を参照のこと）。

アルコール依存症に負けずに生きる
——経験者が語る病理の現実と回復への希望——

2018年10月11日　初版第1刷発行

著　者　ミック・S
発行者　中西　良

発行所　株式会社　ナカニシヤ出版
〒606-8161　京都府左京区一乗寺木ノ本町15
TEL（075）723-0111
FAX（075）723-0095
http://www.nakanishiya.co.jp/

装丁・白沢正　印刷／製本・モリモト印刷
＊乱丁本・落丁本はお取り替え致します。
ISBN978-4-7795-1289-6　Printed in japan